가/림/건/강/신/서 ③1

알기 쉬운
아토피 *119*

이승규 · 임승엽 · 김문호 · 안유일 지음

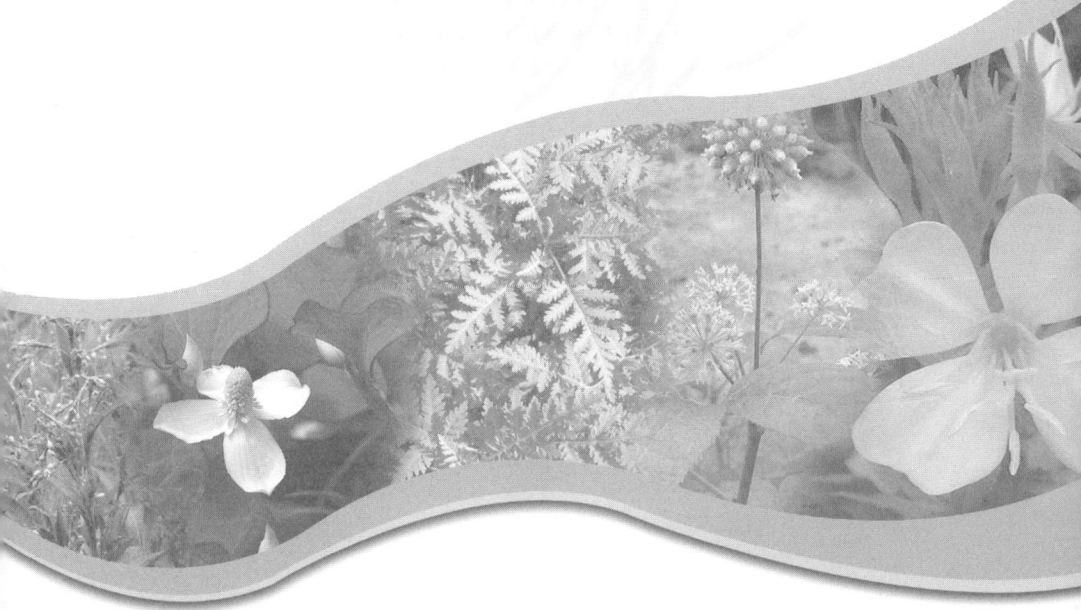

가림출판사

책머리에

책머리에

사람은 자연과 격리되어 살 수 없으며 잠시라도 숨을 쉴 수 없거나 며칠 동안 물과 음식을 먹지 못하면 생명을 유지할 수 없다는 것은 너무나 잘 알려진 이야기일 것이다.

현대화와 산업화로 인해 인류에게는 풍요와 편리함이 수없이 제공되고 있지만 그에 대한 대가 또한 만만치 않게 치루고 있는 것으로 보인다.

환경오염이 대표적인 예인데, 삶을 유지하는데 꼭 필요한 물과 음식 그리고 공기가 오염되면서 생기는 다른 문제들도 있겠지만 질병을 치료하는 일을 하는 우리에게는 알레르기 질환, 그 중에서도 아토피 질환의 급격한 증가를 느끼지 않을 수 없었고 그 심각함은 이미 위험수위를 훨씬 넘어서고 있는 것으로 판단된다.

아토피의 증상 중 대표적인 것은 참기 어려운 가려움이다.

가족 중에 아토피 환자가 있는 가정이라면 환자는 물론이고 밤마다 환자가 '벅벅' 거리며 긁는 소리에 가족들도 잠을 이루기가 어려운 고통은 당해보지 않으면 이해하기 어렵다.

특히 가려움은 밤에 더욱 심한 경향이 있어서 현재 본원에서 상담하고 있는 아토피아 사이트에는 이렇게 괴로운 밤 시간만 되면 잠이 오지 않는 아토피 네티즌들이 접속하여 증세를 호소하는 글이 산처럼 쌓이는 것을 볼 수 있다.

그럼에도 불구하고 아직도 아토피 질환에 대한 연구는 초보적인 단계에 불과하다.

그래서인지 아토피에 관한 체계적으로 정리되지 않은 정보가 너무 많고 대부분 상업적인 선전들로만 물들어져 있어서 아토피 환자들은 질병의 고통뿐만 아니라 경제적·정신적 피해와 혼란을 경험하게 되는 경우가 너무나도 많다.

그래서 수년 간 아토피 질환을 진료하고 인터넷 상담을 해오면서 아토피 환자들이 궁금해 하고 가장 중요하게 여겨야 할 내용을 모아 책으로 펴내야겠다는 생각을 하게 되었고 전국의 아토피 전문 한의사 4명이 팀을 이루어 원고의 각 주제에 대한 논의를 거쳐서 이번에 책을 내게 되었다.

책에 대한 설명을 간략하게 정리하면 다음과 같다.

우선 이 책에 수록된 대부분의 글은 지난 4년간 상담해온 아토피아(www.atopia.co.kr) 게시판의 글들을 요약, 정리한 것으로 내용은 크게 세 부분으로 나누어진다.

제1장은 현재까지 알려진 아토피에 관한 개괄적인 상식과 서양의학적인 연구내용 중 보편적인 내용을 독자들이 확인할 수 있게 구성하였다.

제2장은 저항력을 강화시키는 한의학적 치료방법과 집에서 할 수 있는 생활관리요령 그리고 아토피 질환을 치료하면서 겪을 수 있는 다양한 경우와 임상 사례에 대한 설명을 수록해 놓았다.

마지막으로 부록 부분은 양약 사용에 대한 궁금증과 집에서 할 수 있는 민간요법 중 인터넷상으로 가장 빈도가 높았던 질문들에 대한 개괄적인 설명과 그 방법(식품, 바를 거리, 목욕법 등)을 직접 해본 사람들의 경험담과 함께 수록해 놓았다.

이 책을 처음부터 순서대로 읽어 가는 것도 좋지만 찾아보기를 통하여 필요할 때마다 찾아보는 방법도 권하고 싶다.

아무쪼록 이러한 작은 노력을 통해 많은 아토피 환자들이나 가족들이 헛된 정보로 인해 고통을 겪지 않고 슬기롭게 아토피를 이겨나가기를 바라는 마음이다.

끝으로 이 책이 나오기까지 정리를 도와주신 이훈규 한의사님과 출판의 취지를 아시고 선뜻 출판을 맡아주신 가림출판사 강선희 사장님, 편집부 이선희 님께 감사의 마음을 전한다.

2003년 8월
저자 일동

Contents

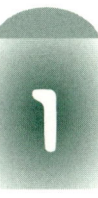
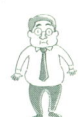

2

아토피 치료에 대하여

Contents

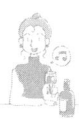

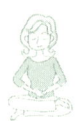

Contents

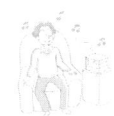

Contents

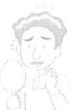

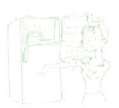

Contents

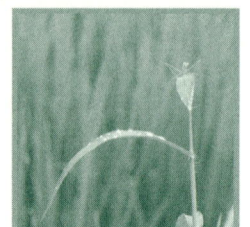

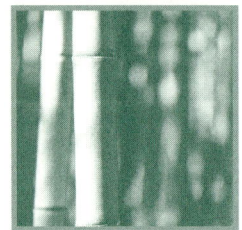

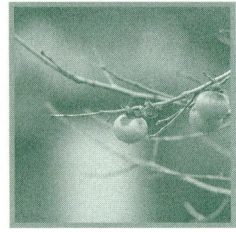

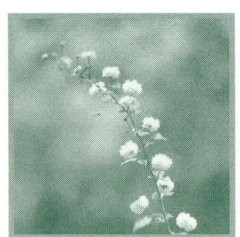

1

AtopyAtopy

아
토
피
에
대
하

아토피에 대하여

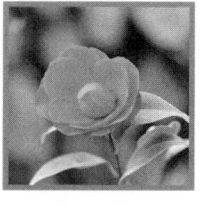

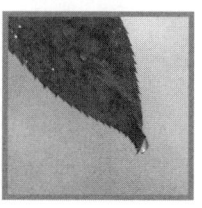

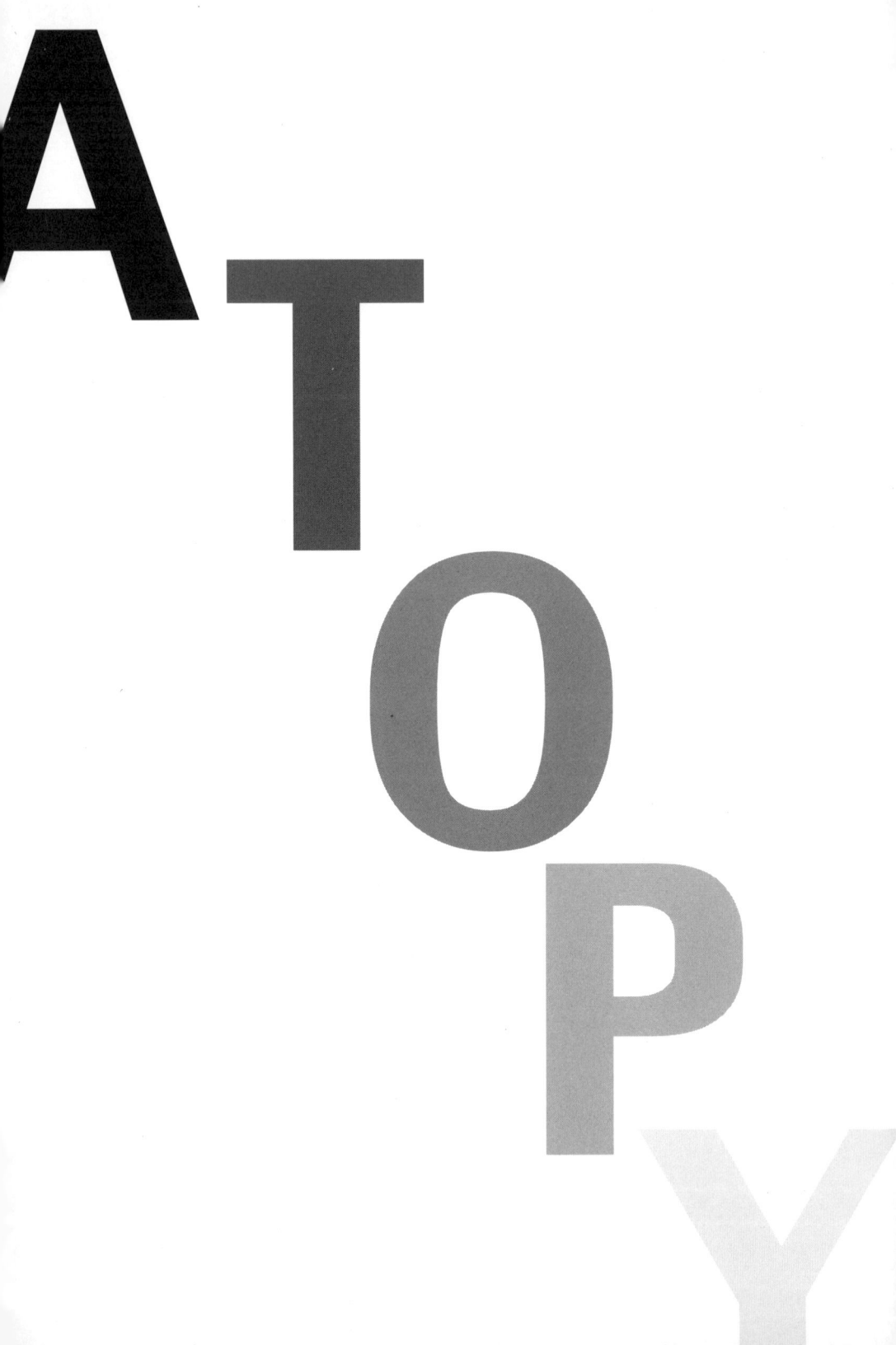

01 아토피 정의

아토피란? 아토피는 알레르기를 가진 사람에게 나타나는 대표적인 피부질환이다. 흔히 태열이라고 불리며 피부 건조, 가려움이 주 증상으로 나타난다.

'아토피' 란 1923년 A. 코카와 쿠크란 학자가 만든 말로서 그 뜻은 낯선 질병이란 말을 가리키는 그리스어인 '아토피아' 에서 나왔다고 한다.

아토피는 우리가 살면서 흔히 접하는 꽃가루, 먼지, 곰팡이, 동물의 털 등에 알레르기를 일으키는 과민증을 말한다. 두드러기, 금속 알레르기, 천식, 알레르기성 비염 등을 동반하는 경우가 많으며 가족 중에서도 비슷한 질환을 가진 경우가 많다.

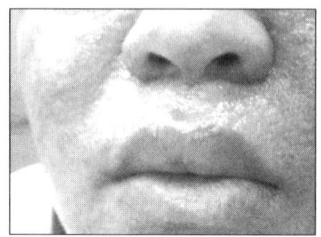

◀진물

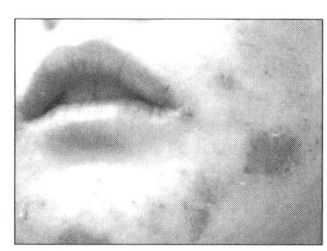

발적▶

아토피는 대부분 이러한 형태의 피부병변이 한꺼번에 같
은 환자에게서 나타나기도 하므로 이러한 증상을 가지고
있다면 세심한 주의를 해야 한다.

아토피는 피부병만은 아니다

1) 현대 서양의학적인 관점

원 인

아토피 피부염은 단순히 피부질환이라고만 말하기는 힘들다. 피부 증상이 주된 것은 사실이지만 그 밖에 많은 면역학적 이상 소견과 함께 다양한 원인이 관여하는 것으로 추측되고 있다.

유전적 배경부터 음식에 대한 알레르기, 면역학적 이상, 피부 장벽의 이상, 환경적·사회적 인자 및 심리적 연관성 등이 서로 복합적으로 연관되었다고 알려져 있다.

● 유전적 배경

아직까지 아토피 피부염을 유발하는 유전자에 대한 일정한 보고는 없지만 약 70%의 환자에서 가족 중에 아토피 피부염이 발견되고 있다. 가족력이 없는 경우와 그와 반대로 가족력이 있는 경우에 있어서 진단과 치료 면에서 큰 차이가 없지만 가족력이 없는 경우가 통계적으로 치료가 잘되는 경우가 많다.

● 음식물 알레르기

소아 아토피 피부염 환자의 30% 정도가 음식물에 의해 증상이 악화된다고 하므로 음식물과 아토피 피부염은 매우 밀접한 연관이 있는 것 같다. 특히 유아에게 발생하는 경우나 통상적인 치료에 잘 반응하지 않는 심한 아토피 피부염은 음식물과 관련이 있을 것으로 추측되고 있다.

알레르기를 일으키는 주요 음식물은 우유, 계란, 땅콩, 콩, 밀, 생선 등이므로 주의하여 섭취하도록 한다.

음식물 알레르기의 경우 3살 이상이 되면 저절로 없어지는 경우가 대부분이지만 땅콩 알레르기의 경우에는 임상증상이 심하게 나타나고 평생 지속되는 경향이 있다.

● 사회적 · 환경적 인자

식생활의 서구화 우리 몸은 동양적인 식사를 오랫동안 해왔기 때문에 전통적인 음식들에 대해서는 면역 능력이 충분하다고 할 수 있다. 그러나 비교적 근대에 들어서 먹거리가 된 우유나 향신료, 계란이나 육류를 과다 섭취할 경우 알레르기가 발생하는 것은 어쩌면 당연하다고도 할 수 있다. 따라서 우리나라의 전통 먹거리인 쌀, 된장, 김치, 채소 등으로 주식단을 구성하고 인스턴트 식품, 가공식품, 유제품 등을 피하는 것을 먹거리 관리에 있어서 가장 중요한 포인트로 삼아야 한다.

주택의 현대화 전통 가옥들은 겨울에 춥고 겉으로 보기에 보잘 것 없는 것으로 보일 수도 있지만 오히려 환기와 통풍이 잘되었었다. 그러나 요즘은 건축자재의 발달로 콘크리트와 단열재가 고급화되어 먼지나 곰팡이들이 집안에서 번식하기 좋은 환경이 되었다. 또한 예전과 다르게 집안에서 애완동물을 키우는 경우도 흔해져 알레르기를 일으키는 물질이 생활 가까이에 많아졌다. 그러므로 자주 환기를 해주고 청소를 깨끗이 하며, 카펫이나 애완동물 또는 털인형 등을 치워주는 것이 가장 바람직하다.

공해 요즘 들어 아토피의 원인인자로 크게 주목받고 있는 것이 공해이다. 자동차의 매연과 대기오염은 인체의 면역력을 약화시키고 인체에 알레르기 물질을 꾸준히 공급하는 문제를 일으키게 된다.

임상에 있으면서 접하게 된 충격적인 사실은 외국에서 생활을 할 때는 아무 문제가 없던 사람들 중에 귀국 후에 알레르기 반응을 일으키는 사람들이 많다는 점이다. 이것은 그만큼 우리나라의 대기오염, 환경오염이 심각하다는 반증일 것이다.

따라서 단순히 개개인 환자의 치료도 중요하지만 전 국가적인 환경보전을 통해 청정한 나라로 가꾸어가는 것이 미래의 발병률을 근원적으로 차단해 줄 것으로 기대된다.

이 밖에도 장 기능의 저하, 비타민 결핍, 예방 접종, 항생제 남용, 모유의 조기 중단, 아말감(치과 보형재료) 등이 아토피를 유발시키거나 악화시키고 있다.

한마디로 요약해 보면, 무분별한 산업화와 서구화로 인해 과거에 비해 아토피 발생률을 가속화시키고 있다는 우려를 지울 수가 없게 된다. 발전도 좋지만 우리 몸과 자연 환경을 함께 생각하는 시간이 필요하다고 하겠다.

아말감(은/수은 합금)의 위험성

수은과 혼합하여 사용되는 은 아말감은 보통 "은으로 때우는 것"으로 알려져 있으며, 180여 년이 넘도록 지금까지 모든 치과용 충전 재료 중 75~80%를 점유해온 주된 충전재료이다.

"은으로 때우는 것"에는 총중량의 50%가 수은이며, 35%의 은, 13%의 주석, 2%의 구리와 미량의 아연이 함유되어 있다.

하나의 치아에 충전되는 아말감에는 약 750~1000mg의 수은이 들어 있어 차라리 수은 충전이라고 해야 적합한 표현이라고 할 수 있을 정도이다.

전 세계적으로 매년 수백 톤에 달하는 수은이 치아에 채워지고 있으며, 수은은 치과용 충전물인 아말감으로부터 지속적으로 누출되고 있다.
음식물을 씹을 때와 칫솔질을 할 때 그리고 뜨거운 음식물을 먹을 때 누출량은 더욱 증가하게 된다. 이를 통해 계속적인 아토피 원인물질로 작용해 끊임없이 아토피 증세를 유발하게 된다.
치과 치료를 받은 후 아토피 증세를 보이거나 증세가 심해지는 사람들은 유의해서 살펴보기를 바란다.

치과 치료 중에서 흔히 치아를 때우는 재료인 아말감을 사용한 이후 아토피 증세가 생기거나 기존의 아토피 환자는 증세가 심해지는 것을 자주 볼 수 있다.
이러한 경우에 해당되는 사람들은 치과에 가서 다른 치과 치료재료를 사용하여 재시술 받는 것만으로도 증세가 호전되는 사람들이 많다.

아토피의 주요 증상

아토피 피부염은 만성적으로 건조하고 소양감이 심하며 반복적으로 재발한다. 또한 각종 자극(특히 긁는 행위)에 의해 쉽게 피부염이 유발된다. 심한 경우에 1~2주 간격으로 반복적으로 악화되며, 적절한 관리를 하지 않으면 진물이 나면서 붉게 발진이 생긴다. 그 결과 가죽과 같이 두꺼워진 태선화가 되는 만성적인 병변으로 진행하게 된다.

아토피 피부염의 진단은 임상적인 증상에 기초하여 진단하고 있는데, 4개의 필수적인 진단기준은 다음과 같다.

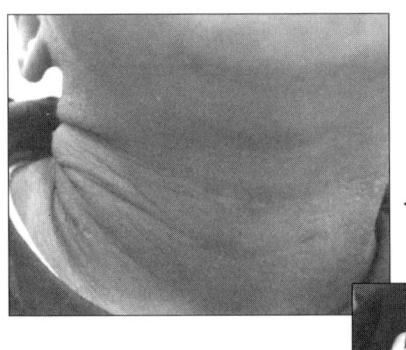

◀태선화가 된 피부 : 소아의 목부분

태선화가 된 피부 : 소아의 등부분▶

* 환자 개인 또는 그 가족에서 나타나는 아토피 질환(천식, 알레르기성 비염, 아토피 피부염 등 동반 질병경력)
* 심한 전신 가려움
* 만성, 재발성 습진
* 연령에 따라 비교적 특징적으로 나타나는 습진의 모양 및 분포

현재 아토피 피부염의 진단에서 가장 중요한 것은 가족 중에 아토피 질환의 병력이 있는가 이다. 다시 말해서 가족 중에 아토피 질환이 있으면서 나머지 세 가지 중에 두 가지에 해당되면 아토피 피부염으로 확진한다.

아토피의 증상은 피부에 가장 두드러지게 나타나는데, 그 특징은 두 가지로 볼 수 있다.

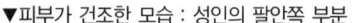
▼피부가 건조한 모습 : 성인의 팔안쪽 부분

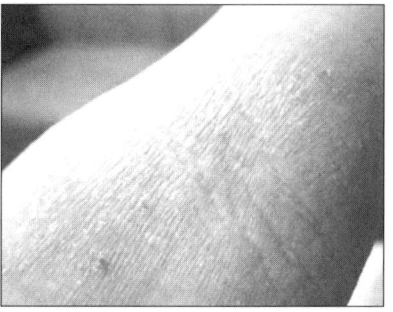

● **피부건조증**

아토피 피부염의 악화와 피부건조증과는 밀접한 관계가 있고, 가려움증은 피부건조증에 의해

나타나는 것으로 여겨지고 있다. 아토피 피부염은 대부분 피부건조증을 동반하는데 건조한 피부는 소양증을 악화시키고, 소양증에 의한 피부 자극이 아토피 피부염을 다시 악화시킨다. 그러므로 피부가 건조하지 않도록 촉촉하게 유지하고, 가려움 및 염증을 줄이려는 원칙에 따라 치료해야 한다.

● 민감한 피부

피부 민감도가 높다. 피부염 부위는 물론 피부염이 없는 정상 부위조차도 민감도가 높아져 있어 조그만 자극이나 가려움에도 피부에 과민 반응이 나타난다.

이러한 현상은 피부보호막이 외부의 자극에 민감하게 반응하고, 이와 함께 면역학적 이상에 의해 염증반응은 더욱 심하게 나타난다.

아이들의 아토피의 경우에는 피부 상태만 보고 아토피성 피부염인지 혹은 다른 피부 질환인지 구별하기가 쉽지 않다. 언뜻 보기에는 아토피 피부염과 비슷한 피부 질환이 많기 때문에 임의로 진단해서는 안 되고, 병원에 가서 전문의의 진찰을 받는 것이 좋다.

다른 피부 질환과의 감별 진단요령

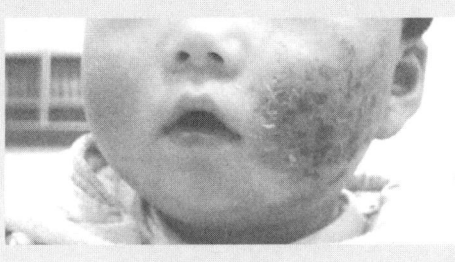

● 유아 습진 : 아토피성 피부염과 비슷한 증상을 보인다. 부모나 형제가 알레르기 체질이고 증상이 오랫동안 계속되면 아토피 피부염을 의심할 수도 있다. 그러나 그렇지 않은 경우라면 유아 습진일 확률이 높다. 증상이 가벼운 습진이면 만 1살이 지나면서 저절로 낫는 경우가 많으므로 잘 씻겨주고 보습에 신경을 쓴다.

● 지루성 습진 : 주로 피지 분비가 많은 머리나 이마, 눈썹 등에 노란색의 딱지나 부스럼이 생기고 염증이 반복되는 것이 특징이다. 지루성 피부염은 피지 분비가 많은 두피나 안면, 가슴이나 등 부위에 한정해서 생기는 만성 피부 질환이다. 그러므로 지방식을 제한하고 피부재생 치료를 받으면 많은 경우에서 증상이 호전된다.
아토피는 지루성 습진에 비해 전신에 나타날 수 있고 컨디션의 변화에 따라 증상이 달라지게 된다. 물론 아토피 환자들 중에는 지루성 피부염을 같이 가지고 있는 환자들도 많다.

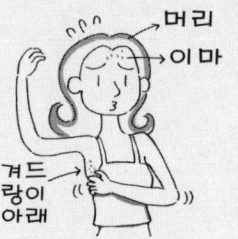

머리
이마
겨드랑이 아래

● 땀띠 : 머리, 이마, 겨드랑이 등 땀이 차기 쉬운 곳에 좁쌀처럼 빨간 자국이 생기고 가렵다. 심하게 문지르거

나 긁으면 세균이 감염될 수 있다. 땀띠를 예방하려면 깨끗하게 자주 씻겨주고 환기를 잘 시켜주는 것이 좋다.

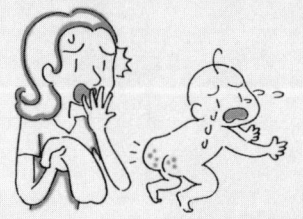

● 기저귀발진 : 기저귀를 차고 있는 엉덩이 부위에 빨간 뾰루지가 생기며, 심하면 진물이 생기고 가려워한다.
아주 심한 경우 헐게 된다.

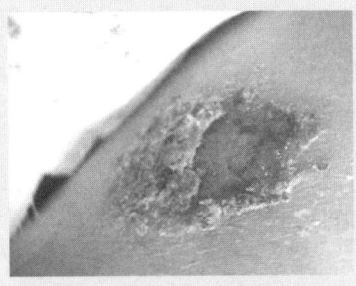

● 농가진 : 가렵고 진물이 나는 물집이 생기는 것이다. 농가진은 습진 등의 세균에 감염되어 생기며, 가려워서 심하게 긁으면 온몸으로 퍼진다.
농가진이 생기면 병원에서 치료를 받아야 한다.

● 접촉성 피부염 : 증세가 아토피 피부염과 매우 비슷하다. 그러나 금속이나 옻나무, 화학물질, 특정음식 등에 피부가 직접 닿은 경우에 생긴다. 아토피 일기를 써서 원인이 되는 물질을 피하는 것이 좋은 방법이 된다.

치 료

병원에서 아토피질환으로 진단을 받게 되면 일반적인 생활습관 요법과 함께 약물 치료 요법을 병행하게 된다.

● 부신피질호르몬제(스테로이드제)

스테로이드제는 소염작용과 면역억제 작용이 있으며, 그 효과가 우수하다.

그러나 스테로이드를 사용할 경우 주의해야 할 점은 스테로이드제의 부작용이다. 스테로이드제를 장기간 동안 바르면 약을 바른 부위의 피부에 털이 나고 피부가 위축될 수 있으며, 피부 색소가 적어지고 세균 감염을 일으킬 수 있다. 또한 여드름이 돋고 피부가 얇아지며, 실핏줄이 드러나 아주 흉하게 된다. 심한 경우에는 호르몬에 의한 전신증상이 나타날 수 있다.

만약 약의 사용을 중지할 경우 증상이 한층 더 심해지므로 약의 사용을 점진적으로 줄여 나가야 한다.

아토피 피부염의 발병이 5살 이전의 유아기에 흔하므로 이 시기에 부신피질의 전신적 투여는 삼가고 호르몬 농도가 아주 적은 스테로이드 연고를 꼭 필요할 때만 단기간에 걸쳐서 적은 양을 자주 발라야 한다. 물론 환자 임의대로

구입, 사용해서는 안 되고 반드시 전문의의 처방을 받아야
한다.

● 비스테로이드제

비스테로이드 연고제는 주로 보습제 종류인데, 증상이
좋아진 후에도 계속 사용하는 것이 좋다.

피부를 진정시키기 위해 진정제나 신경안정제를 사용하
기도 하는데, 가능한 한 방부제가 들어 있지 않은 보습제를
사용한다.

주의할 점은 보습제를 사용한 후에 더욱 가려워지고 붉
어지는 등 자신에게 맞지 않아서 사용하기 어렵다고 느끼
는 경우가 있다. 이 경우에는 피부에 원인이 되는 자극 물
질을 깨끗이 씻어내지 않고 덧발라서 그럴 가능성이 있으
므로 가능하면 샤워를 한 후 보습제를 사용하는 것이 좋다.
보습제가 너무 묽을 경우 보습력이 쉽게 약해져서 자주 발
라야 할 상황이 생기므로 유분이 높은(다소 끈적거리는) 보
습제를 선택하는 것이 좋다. 이러한 과정을 거친 후에도 과
민 반응이 심해지면 개인마다의 특유한 안티 반응이므로
다른 보습제를 사용하는 것이 바람직하다.

● 항생제

아토피성 피부염은 그 자체보다 가려워서 긁다가 그 상처에 세균이 감염되어서 생기는 2차 감염이 더 무서울 때가 많다. 아토피 환자의 피부는 장기간에 걸쳐서 긁고 건조해진 결과 세균 감염이 많다. 아토피 환자의 90% 이상이 포도상구균에 감염되어 있는데, 이 균은 환자가 가려움을 참지 못하고 긁어서 감염되기도 하지만 최근의 보고에 의하면 이 세균의 외독소가 우리 몸의 면역체계를 자극하여 알레르기를 일으키는 화학물질을 나오게 하여 아토피를 악화시킨다고 한다. 즉 이 세균 자체가 알레르겐(알레르기를 유발하는 인자)으로 작용한다는 것이다. 따라서 아토피의 치료에는 적절한 항생물질을 필수적으로 사용해야 한다.

● 항히스타민제

항히스타민제는 비만세포에서 히스타민(가려움을 유발하는 호르몬)이 나오지 못하도록 하여 가려운 증상을 경감시킨다. 그러나 일시적으로 사용해야 한다.

항히스타민제를 사용할 경우 졸음이 오는 부작용이 있고 또한 장기간 복용시 불면, 불안, 식욕감퇴 등의 부작용이 있을 수 있다.

이상의 약물들은 국소적으로 사용하는 경우와 전신적으로 사용하는 경우의 두 가지가 있다.

첫째, 국소 약물치료에는 부신피질 호르몬제(스테로이드), Tar(만성 태선화 병변이 있는 환자용), 면역억제제(FK 506) 등이 사용되고 있다. 항생제, 항진균제 연고를 사용한다.

둘째, 전신 약물치료에는 가려움을 줄이기 위하여 주로 항히스타민제가 사용된다.

부신피질 호르몬제를 전신적으로 투여할 경우 강력한 면역억제 효과와 항염증 효과를 발휘하여 치료 효과가 빠르고 약효가 뛰어나다. 그러나 오랫동안 사용할 경우 의존성이 생기는 부작용 때문에 금기시하는 경향이 있다. 그러므로 부신피질 호르몬제를 사용할 때는 단기간에 강한 용량을 사용하고, 증상이 호전되면 다른 약제로 대체한다. 만약 증상이 악화되어 다른 약물로는 전혀 반응하지 않는 경우에 사용하면 큰 효과를 볼 수 있다.

2) 기존의 아토피 치료에서 문제점

스테로이드제는 강력한 항염증작용을 지니고 있는 반면에 장기간 사용시 반드시 부작용을 일으킨다. 따라서 아토피 치료에서 스테로이드제를 사용할 경우 처음 사용할 때는 신속한 약효를 발휘하여 증상을 완전히 없애지만 이것은 잠시 나타날 뿐 스테로이드제 사용을 중지하는 동시에 다시 증상이 나타나며, 반복 사용과 함께 증상은 더욱 심해지게 된다.

스테로이드제의 부작용

● 내과적 부작용

내과적 부작용은 스테로이드 내복약과 주사제를 사용할 때 일어나는 부작용이다.

* 장기간에 걸쳐서 사용하거나 잘못 사용하면 얼굴이 보름달 모양으로 둥글게 되는 쿠싱증후군이 나타나며 뺨이 붉게 변한다.
* 목 뒤가 지방질이 쌓여 튀어나온다.
* 팔과 다리는 근육이 약해져 가늘어지는 반면 복부는 비만해진다.
* 임산부는 아기를 낳은 뒤 피부가 트는 것처럼 피부에 붉은 색 선조가 나타난다.
* 약간만 스쳐도 피부가 쉽게 멍들고 뼈가 약해져 쉽게 부러진다.
* 당뇨병과 고혈압의 원인이 된다.
* 인체의 면역기능을 억제하여 각종 세균(결핵, 무좀 등)에 쉽게 감염된다.
* 위점막의 혈액 공급을 차단하여 위염 · 위궤양을 유발한다.

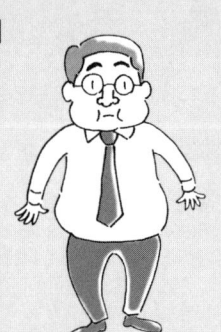

● **외과적 부작용**

외과적 부작용은 스테로이드 연고제를 장기간 동안 사용함으로써 나타나는 부작용이다.

스테로이드제는 잘 사용하면 증상을 효과적으로 조절하여 환자가 고통을 느끼지 않고 지낼 수 있도록 도와주지만 무분별하게 습관적으로 사용하게 되면 연고에 내성이 생기고 중독되어 장기간 사용하게 되는 문제가 생긴다.

스테로이드제를 장기간 사용할 때 이와 같은 부작용이

* 피부가 얇아지고 피부가 늘어진 자국, 줄 등이 생긴다.
* 혈관이 확장된다.
* 피부감염에 쉽게 걸린다.
* 피부에 쉽게 상처가 나고 찢어진다.
* 입 주변에 발진이 생긴다.
* 스테로이드연고에 알레르기를 일으키게 된다.
* 백내장 · 녹내장을 유발하기도 한다.

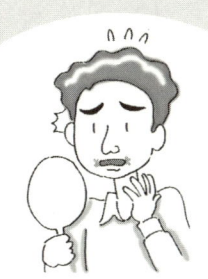

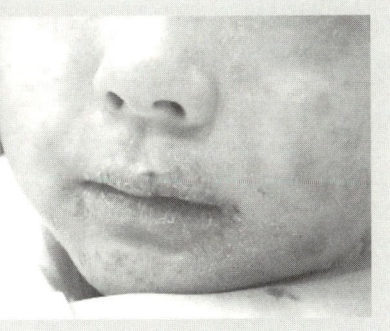

필연적으로 나타나게 되며, 부작용의 위험을 알고 나서 나중에 끊으려고 하면 끊음과 동시에 피부의 증상이 몇 배로 심해지는 이른바 리바운드 현상(이탈현상)이 나타나게 되므로 사용에 주의해야 한다.

특히 우리나라의 경우 과거 의약분업이 시행되기 이전에 일부 약국이나 피부과에서 강한 스테로이드 사용을 남발하여 초기에 관리만 잘했으면 증상이 저절로 없어질 환자들도 약물 의존성이 생겨 약을 중단하려면 심한 리바운드 증상 때문에 약을 끊지 못하고 다시 사용하게 되는 만성 중증이 되는 경우가 많았다.

탈스테로이드 현상

아토피의 한방치료에 있어서 애로점은 탈스(탈스테로이드) 현상인데, 이 현상은 스테로이드 치료를 받은 환자의 경우 한방치료를 받는 동안에 증상이 더 심해지는 과정을 거치는 것이다.

스테로이드는 아토피 반응을 단순히 중단시키는 작용을 한다. 스테로이드는 억제작용이 아주 빨라 스테로이드를 쓰면 금세 증상이 좋아진다. 그러나 밖으로 독소를 뽑아내지 않고 오히려 안으로 누르기 때문에 근본적인 치료가 안 된다. 또한 약효가 떨어지면 억눌렸던 아토피 요인이 다시 나타나 환자를 괴롭힌다. 스테로이드를 오래 쓸수록 병의 원인이 눌려 있게 되는데 이런 상태에서 한약으로 발산시키면 눌려 있던 요인들이 한꺼번에 피부로 나와 증세가 갑자기 심해 보인다

따라서 이 과정은 한약의 부작용이 아니라 스테로이드를

오래 쓴 환자의 치료시 나타나는 정상적인 반응이며 이 과정을 거쳐야만 올바른 치료를 할 수 있다. 이에 탈스 현상이 나타나면 철저한 음식 관리를 통해 그 기간을 최소한으로 단축시켜야 한다.

만약에 이것을 극복하지 못하고 다시 스테로이드에 의존하면 저항력이 개선되지 않아 평생 치료할 수 없게 된다.

차라리 프로토픽을 사용하라

여러 가지 이유로 스테로이드 사용을 줄이거나 끊지 못하는 환자들은 프로토픽 연고를 스테로이드 연고 대용으로 사용한다.

프로토픽 연고는 스테로이드 연고와 작용이 유사하지만 스테로이드 연고와 같은 의존성을 만들지 않아서 스테로이드 이탈 반응이 없다고 알려져 있다. 그러나 이 연고도 피부 반응을 중단하는데 그치고 있으므로 아토피 체질인 사람에게 원인물질이 공급되어 계속적인 피부 과민 반응이 나타나는데 있어서 근원적인 해결방법은 될 수 없다.

프로토픽 연고는 미국에서 개발된 제품으로 우리나라에서는 수입해서 사용하고 있다. 피부과에서 처방전을 받아 약국에서 구입한 후 사용할 수 있다.

단, 이 연고를 피부에 바르고 햇볕(자외선)을 쐬면 피부암 발생 가능성이 높아지고 여드름이 증가하는 등의 부작용을 일으키는 것으로 알려져 있으므로 전문의와 충분히 상의한 후 사용해야 한다.

3) 태열과 아토피와의 구별

태열은 원래는 한의학적인 용어이다. 한의학에서는 태열(胎熱)이라고 해서 신생아 질환 가운데 한 가지로서 한의서마다 기재되어 있다.

태열의 정확한 의미는 어머니가 임신중에 기름지거나 자극적인 음식을 먹으면 태아가 열독(熱毒)을 받아 태어난 후에 얼굴이나 온몸에 가려움증, 발진 등이 생기는 증후이다.

지금의 유아형 아토피와 비슷한데, 이것이 낫지 않고 계속되면 소아형 아토피로 발전된다. 예전에 환경이 좋고 먹거리가 오염되지 않았을 때, 서구화되지 않았을 때에는 돌(만 1살)이 되기 전에 태열이 저절로 없어졌다. "태열은 아이가 땅을 밟으면 낫는다."고 했던 옛말도 그래서 통용된 것이다.

태열은 증상이 생기는 부위도 얼굴과 목에 한정되어 있

고, 목 아래쪽(팔, 다리쪽)으로 내려오는 일은 없다. 그러나 어른이 된 후 생기는 아토피 피부염은 만 2살 이후에 나타나는 일이 많고 얼굴이나 목 '아래쪽'에도 습진이 나타나는 특징이 있다.

아기들의 태열이 나이가 들어도 계속 되거나 습진이 목 아래쪽으로 내려오면 치료에 관심을 가져야 하는 아토피 피부염으로 이해하면 된다.

태열은 치료를 하지 않고 가만히 두거나 또는 바르는 연고 정도로 쉽게 치료가 되지만 아토피 피부염은 자주 재발하여 병이 진행되어 심해진다. 아토피 환자 중에 많은 사람들이 어렸을 때 태열을 앓았던 일이 있으며, 생후 2~3개월 때 생겼던 태열이 계속되는 일이 많다.

4) 저항력 증진 관점인 한방치료

아토피 체질인 사람은 정상적인 사람들은 반응하지 않는 원인물질(음식, 환경, 정서변화 등)에 민감하게 반응하는 체질을 가진 사람이라고 요약할 수 있다. 더군다나 질병이나 피로 등 몸의 저항력이 약해지는 상황이 되면 그 과민성이 더욱 심해지게 된다. 따라서 아토피는 체질이 바뀌어야 낫는 병이다. 체질 개선이란 말이 거창하게 들리기도 하고 반대로 공허하게 들리기도 하지만 그렇지 않다. 병의 원인인 외부자극과 음식에 대한 과민성을 정상적인 반응 체계로 바꾸어 주는 것이 체질 개선이다.

단순히 피부반응만을 진정시키는 것보다는 초기에 피부반응이 오히려 심해지더라도 면역력이 개선되도록 꾸준히 치료하면서 올바른 생활 관리가 반드시 병행되어야 한다.

치료에 사용되는 약이나 외부의 도움만 전적으로 믿고 관리를 소홀히 하면서 병원 치료에만 의존해서는 안 된다.

5) 음식을 너무 가리는 폐단(아토피 일기의 중요성)

아토피 환자 중에는 음식에 의한 증세 악화를 너무 걱정한 나머지 절식이나 금식을 하여 영양 결핍에 이르는 사람들이 많다. 잠시 동안은 과민 반응이 감소하여 증세가 약해질 수도 있겠지만 영양 결핍은 몸의 저항력을 더욱 약화시키므로 근원적인 체질 개선에는 도움이 되지 못한다.

우선 계란, 우유 같은 것은 만 1살에서 늦어도 3살 이상이 되면 거의 문제되지 않으므로 아이들에게 먹여도 된다. 또 3살 이후에는 쌀, 보리, 옥수수, 콩, 육류 등이 문제가 되지만 사람마다 다 똑같은 것은 아니므로 의심나는 것부터 조금씩 먹어서 확인하고 괜찮으면 계속 먹도록 하는 것이 면역력을 기르는 데 좋다.

　무엇보다도 증세가 심한 날 외출을 했을 경우 외출을 했던 곳, 먹은 음식을 기록하는 아토피 일기를 써 보길 바란다. 그래서 문제가 되는 음식만을 가리고 나머지 음식은 골고루 먹어서 영양이 충분해야 저항력이 강해져서 아토피 같은 면역력이 약해서 생긴 문제뿐만 아니라 성장도 잘할 수 있기 때문이다.

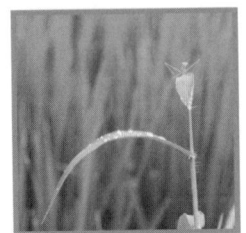

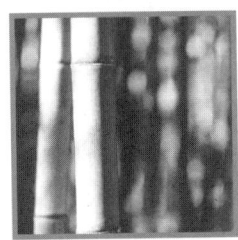

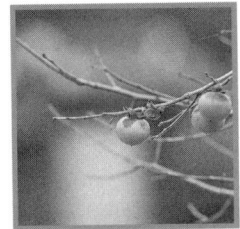

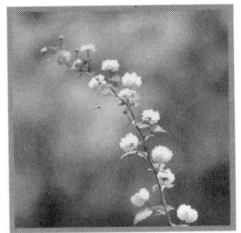

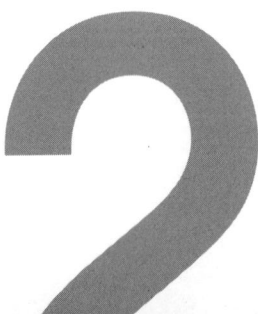

아토피 치료에 대하여

아토피 치료에 대하여

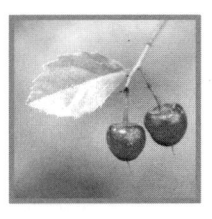

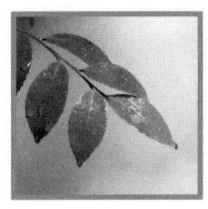

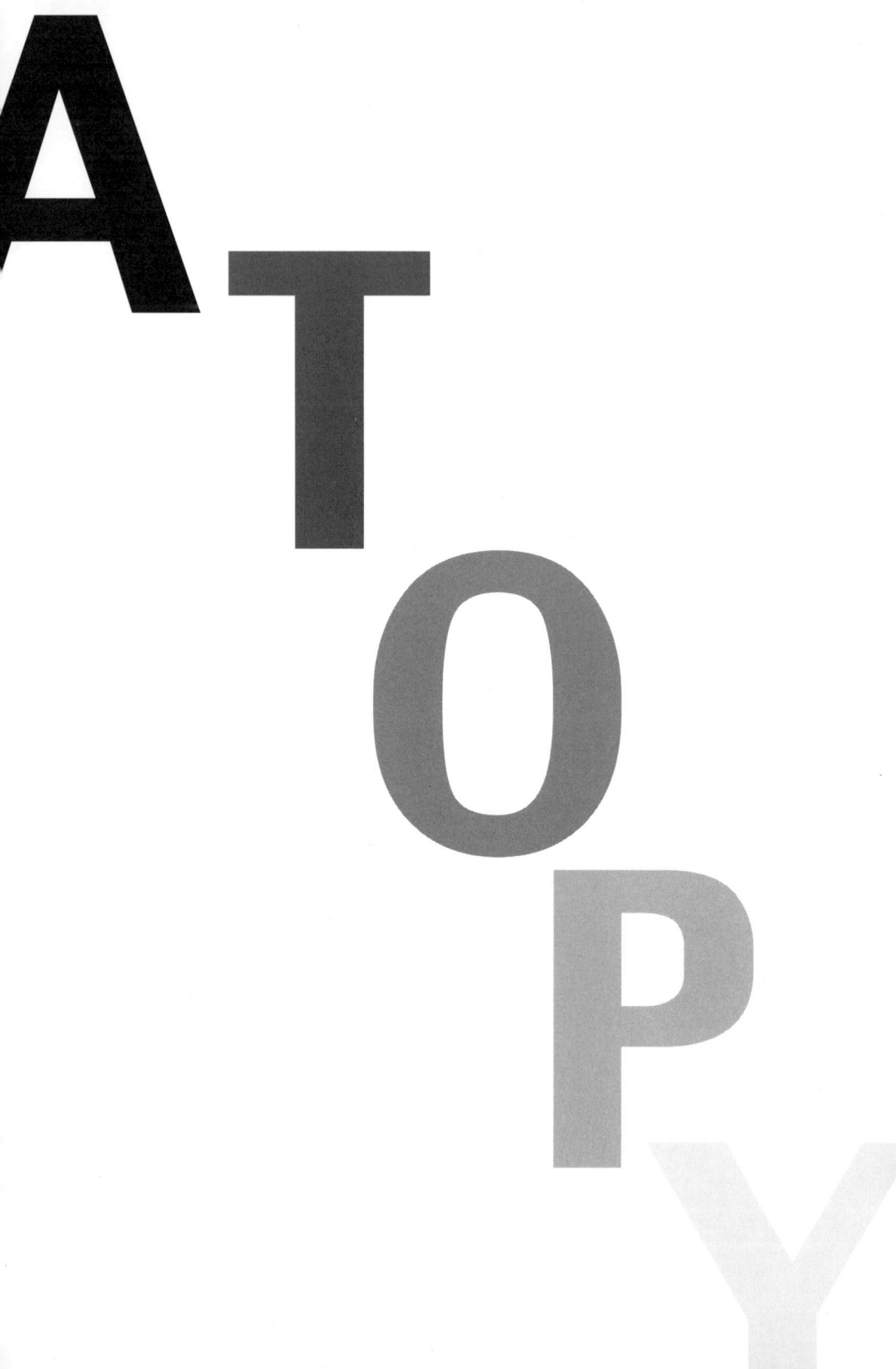

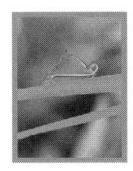 # 아토피 치료

우선 아토피 치료에 대해서 간략하게 소개하고자 한다.

아토피 치료에 관해서 이야기를 하는 목적은 단순히 이론을 주장하기 위해서가 아니라 너무나 많은 사람들이 자연요법을 맹목적으로 사용하는 과정중에 몸과 마음뿐만 아니라 경제적인 손해도 적지 않게 생기기 때문이다.

아토피 치료의 대원칙은 "면역의 호전"

컨디션이 좋으면 아토피 증세가 덜 했던 경험을 해본 아토피 환자들은 충분히 공감할 것이다. 면역력을 좋게 하는 것은 아토피를 일으키는 원인을 멀리하면서 몸의 면역기능을 도와주는 것이다. 아토피는 일시적인 약물요법이나 연고만으로는 절대 완치되지 않는 질병이므로 생활하면서 꾸준히 면역력을 길러나간다면 아토피는 완치될 수 있다.

⭐ 면역력을 좋게 하는 방법

아토피는 아토피 인자를 가지고 있는 아기가 갓 태어나거나 또는 성장하면서 자극 요인(음식, 환경, 정서변화 등)에 의해 피부에 과민 반응을 나타내는 질병이다. 그러나 유소년기에는 발병하지 않았던 사람도 성인이 된 이후에 질병, 사고, 임신, 출산 등의 경험을 한 이후에 아토피 증세를 나타내는 경우가 많다. 이것은 아토피 인자를 가지고 있다 하더라도 몸의 면역력이 좋을 때에는 발병하지 않는다는 증거가 된다. 따라서 아토피 치료와 관리에 있어서 중요한 것은 단순히 피부 증세를 완화시켜 주는 것이 아니라 우리 몸의 저항력(면역력)을 강화하여 아토피 인자가 발현되지 않도록 하는 것이다.

그 중에서도 가장 중요한 요소로 정신적 변화를 말하고 싶다.

우리 몸은 마음과 별개일 수가 없어서 이 지긋지긋한 아토피를 반드시 이겨내고야 말겠다는 굳은 결심과 꾸준한 관리를 통해 반드시 치료된다는 희망이 인체의 저항력을 강화시키는 제1 조건이 된다.

임상에 있어 경험상으로도 증세 변화에 비관하지 않고 열심히 관리하는 환자의 회복속도는 매우 빠르다.

내 몸의 면역력을 회복하기 위한 방법은 생활과 가까운 곳에 있다.

매일매일 쉬지 않고 규칙적으로 반복되는 수면과 기상, 식사, 일과 생활을 위한 움직임 그리고 살면서 받는 외부 자극과 이를 극복해 나가는 자신의 태도 등이 필요하다.

* 규칙적인 생활
* 자연식을 위주로 한 식사
* 가벼운(땀이 촉촉히 밸 정도) 운동
* 피부 면역을 높이는 냉·온욕, 냉·온습포, 풍욕
* 스트레스 해소
* 편안한 마음가짐
* 질병을 이겨내려는 굳은 결심

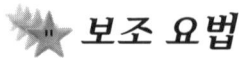 ## 보조 요법

아토피 치료를 위해서는 체내의 면역력을 키우는 방법이 근본적인 치료가 되지만, 막상 아토피로 심하게 고생하고 있는 환자들에게 막연하게 "밥 잘먹고 운동 열심히 하라."는 충고만으로는 도움이 되지 않는 경우가 많다. 면역력의 호전과 함께 아토피 증상에서 벗어나기 위하여 꼭 알아두고 실천해야 할 것들을 알아보자.

1) 원인인자 차단

음 식
· 인스턴트음식이나 가공식품을 먹지 않는다.
· 아토피 일기를 통하여 원인이 되는 음식을 파악하여 이를 차단한다.
· 체질별 식사요법에 따라 식생활을 조절한다.
· 각종 차요법(우롱차, 루이보스티, 녹차, 영지, 오미자차 등)을 응용한다.

환경

· 침구류는 주기적으로 햇빛에 건
조시켜 곰팡이나 먼지를 제거한
다.

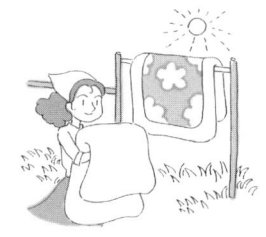

· 가구는 수시로 움직여서 손이 닿
지 않는 구석의 먼지나 곰팡이를 깨
끗하게 제거한다.

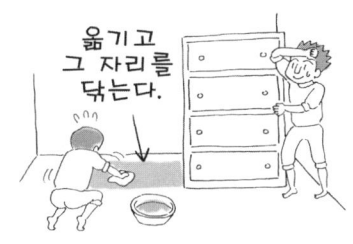

옮기고
그 자리를
닦는다.

피부

· 염증이 있을 때에는 소독을 철저
히 하여 2차 감염을 예방한다.

· 피부과민반응을 가라앉히
는 차목욕 등 몸에 맞는
보조요법을 활용한다.

· 외출했다 집에 돌
아와서는 샤워를 한
다. 샤워 후에는 물기
를 완전히 없앤 뒤 보
습제를 발라 피부를 보호
한다.

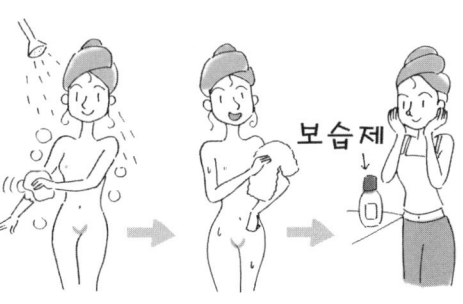

보습제

2) 증세가 심할 때

저항력을 증진시키는 치료 및 관리와 더불어 잊지 말아야 할 것은 증세가 심할 때는 적절히 양약을 선택해 사용해야 한다는 점이다.

항히스타민제

가려움을 줄여주는 작용을 하는 약으로 가려움이 심할 때 잠깐 사용해야 한다.

항히스타민제를 사용할 경우 졸음이 오는 부작용이 있을 수 있으며, 근원적인 치료가 될 수는 없으므로 증상이 심할 때만 사용한다.

스테로이드제(약, 주사제, 연고)

스테로이드(부신피질호르몬)는 우리 몸의 부신에서 만들어지는 물질로서 여러 가지 기능이 있지만 그 중에서도 피부의 알레르기 반응이나 염증을 진정시키는 효과가 있다.

그러므로 이런 스테로이드를 외부에서 계속 공급하게 되면 부신기능이 필요 없어지고 외부에 의존하는 경향이 생기는데 이를 스테로이드 중독(의존성)이라고 한다. 우리 몸에서 스테로이드가 가장 많이 분비되는 시간이 새벽이다. 따라서 그 분비량이 적은 밤이 될수록 가려움이 심해지게 된다. 그러나 분비가 왕성한 밤에 사용하거나 매일 사용하면 스테로이드 의존성을 피하기 어렵다. 따라서 최소량을 격일로 사용하고, 야간에는 사용하지 않는다는 원칙을 준수하여 약물 의존성을 예방한다.

스테로이드 중독(의존성) 해결

스테로이드제제의 문제점을 인식한 환자들이 너무 급격히 약의 복용이나 연고의 사용을 중단하여 심한 이탈반응으로 인해 괴로움을 겪는 경우가 있다. 따라서 장기간 동안 많은 양의 스테로이드를 사용하고 있는 환자들은 테이퍼링 (스테로이드 사용을 점점 줄여가는 것) 하면서 생기는 여러 리바운드 반응을 전문의와 상담하여 관리한다.

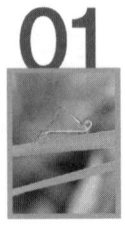

01 연령별 관리

 ## 유아기 관리의 특징

이 시기는 주로 엄마의 몸 속에 있다 세상에 태어나 적응을 하는 시기이다. 그러므로 외부 환경과 음식의 섭취 등으로 증상이 심해지는 경우가 많다.

영·유아기는 생후 2살까지 해당된다. 영·유아기는 면역학적으로 성숙되지 않은 시기이므로 몸에 맞지 않는 자극을 주게 되면 알레르기가 생기기 쉬우므로 주의를 해야 한다.

1) 환경

아기를 우선 너무 더운 환경에서 키우면 안 된다.

아토피 피부를 가진 아기는 열성 체질인 경우가 많으므로 가까운 한의원에서 아기의 체질을 확인하고 약간 서늘한 온도에서 키우는 것이 좋다. 아토피 피부를 가진 아기들은 몸이 접히는 주로 땀이 나는 부분에 증상이 많이 생긴다. 아기들이 가려워하며 피부가 빨갛게 발진되면 초보 엄마들은 연고를 너무 많이 발라줘서 증상을 더 악화시키는 경우도 자주 생기므로 연고나 약을 쓸 때는 반드시 의사와 상의한 후 사용한다.

약물로 치료하지 않고도 몸이 접히는 부위나 가려워하는 부위를 식염수나 차가운 물수건으로 닦아주고 자주 환기시키는 것만으로도 아기의 면역력이 좋아져 돌 이후에는 증상이 저절로 없어지는 경우가 많다.

2) 음식

이 시기에 주로 알레르기 반응을 보이는 먹거리들로는 우유, 계란흰자, 콩, 밀가루 등이 있으므로 이유식 먹이기

를 잠시 뒤로 미룬다. 만약 이유식을 시작하더라도 의심이
가는 식품은 확인해보고 조금씩 골고루 먹여 나가는 것이
좋다.

인스턴트(화학조미료, 향신료 등등) 음식은 절대로 안 먹이
는 것이 좋다.

알레르기 증상이 나타났을 때는 먼저 아기에게 알레르기
유발 확률이 높은 식품을 먹였는지 확인한다. 그 후 먹인
것이 확인되면 이유식을 즉시 중단하며, 특히 위장 이상 증
상이 나타날 경우는 더욱 주의를 하여 치료해 주어야 한다.

어릴 때는 주로 음식물에 의한 알레르기가 생기지만 만 5
~6살 이상이 되면 음식물에 대한 항체가 생기므로 자연히
없어지게 된다. 그래도 알레르기에 민감한 체질이라면 다
른 환경적인 원인으로 인한 아토피가 생길 수 있는 가능성
이 더 높으므로 지속적인 관리를 반드시 해야 한다.

아이가 태열이 심하거나 유전적으로 알레르기 위험이 높
다고 판단되면, 아토피 일기를 쓰는 것이 좋다.

아이가 이유식을 먹기 시작하면서 어떤 음식을 먹었을
때 어떤 반응을 보였는지 꼼꼼하게 적는다. 섭취한 음식의
종류와 분량, 횟수, 날짜, 시간 그리고 조리 방법도 적는다.

만약 아이가 특정 음식에 알레르기 반응을 일으켰다면 반드시 기록하고, 대체 식품을 찾아서 먹여야 영양의 불균형을 막을 수 있다.

이렇게 아토피 일기는 아이가 성장하는 과정에서 접하게 되는 알레르기 요인으로부터 최대한 멀어지게 하는 중요한 자료가 된다. 또한 아이에게 알레르기 증상이 나타났을 때 원인 음식이 어떤 것인지를 정확히 파악할 수 있으므로 신속한 치료에 도움이 된다.

분 유

아이가 분유알레르기가 있다면 저알레르기 분유를 먹이는 것이 좋다. 이런 경우에는 HA 분유를 먹으면 알레르기 증상이 상당히 좋아질 수 있다.

그러나 HA 분유를 먹일 경우 소화 불량이나 변비가 생길 수 있다.

만약 아이에게 변비가 있을 경우에는 물을 많이 먹이고 분유를 오히려 더 묽게 타서 먹이며, 이유식에 야채를 많이 섞어서 먹인다.

모유 수유

아이에게 모유를 수유하는 일은 많은 에너지를 소모하는 일이기 때문에 수유기의 엄마는 균형 잡힌 식사를 하여 영양의 균형에 신경 써야 하며, 엄마의 기분은 그대로 모유수유에 반영되므로 수유중에는 마음을 편하게 갖고 충분한 휴식을 취하도록 한다.

모유는 아기의 면역력을 도와주는 장점이 있다. 모유 자체로는 아토피를 유발하지 않지만 엄마의 식생활에 문제가 있다면 아이에게 영향을 줄 수 있다. 엄마가 특정 음식을 편식한다면 이러한 식생활 습관을 고치고, 향신료나 가공식품 등의 섭취를 줄인 후에도 아기가 불편해하면 검진을 받아본다.

아이에게 모유 수유 후에 증상이 나타난다고 해서 무조건 모유 수유를 중단해서는 안 되고, 수유중인 엄마가 인스턴트 식품이나 가공식품을 먹지 말아야 한다. 이렇게 하면서 계란흰자, 우유, 콩, 밀 등은 먹되 아토피 일기를 쓰면서 원인이 되는 음식만 가려먹는 습관을 가진다.

이렇게 했는데도 증상이 좋아지지 않는다면 모유 수유를 중단하는 것이 좋다. 한방에서는 아토피 자극 열성인자를 차단해주는 한약을 엄마가 복용하면서 수유하는 방법을 활용하는데 효과가 좋은 편이다.

이유식

모유는 아기에게 이상적인 영양을 제공해 주지만 신생아 시기를 지난 아기는 매우 빠른 속도로 성장하기 때문에 이유식으로 모자라는 열량과 영양소를 보충하게 된다.

이유식은 부족한 영양분을 보충한다는 목적 외에도, 숟가락을 사용하여 음식을 먹고 씹어 삼키는 연습을 하면서 새로운 음식 맛을 경험하고 여러 가지 음식에 길들여지는 등 성장 발달과 식습관 형성에 중요한 역할을 한다. 그러므로 이유식은 영양이 풍부하고 균형이 잡혀야 하며, 반드시 소화되기 쉽고 올바른 입맛을 길러 줄 수 있도록 다양한 식품으로 만들어져야 한다.

이유식은 아기의 체중이 약 6~7kg(출생시의 2배) 정도 되었을 때 시작하는 것이 좋지만, 아토피소인이 있다면 만 1살 이후에 하는 것이 좋겠다. 또한 이유식을 시작하더라도 각각의 음식물들을 조금씩 골고루 섭취하도록 해야 한다.

3) 풍욕 요법

풍욕 요법은 피부에 자연의 공기를 접하게 함으로써 피부의 기능을 정상화시키고 피부호흡을 좋게 하며, 공기 속의 산소나 질소 등을 체내에 공급하는 작용을 한다.

풍욕은 피부 모공이 독소를 배설하고 대기 중의 생기를 받아들이게 하는 것으로 일상생활에서 건강유지에도 좋은 방법이다.

아토피질환이 있는 아기는 풍욕을 함으로써 피부에 독소를 배출시키고 면역력을 향상시키는 것이 좋다.

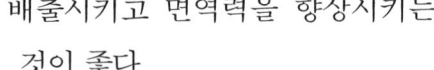

풍욕을 하는 방법은 시간을 늘려 가며 담요를 덮었다, 벗었다 하면 된다. 이 때 중요한 것은 엄마가 아이와 함께 놀이를 하듯 해야 한다는 것이다.

아기들은 담요를 덮어 주면 싫어하므로 안고 어르기도 하고 밖에 나가기도 하며, 숨바꼭질 놀이를 하기도 해서 아기가 풍욕을 즐거운 놀이라고 느끼게 하는 것이 중요하다. 아기가 벗고 있을 때는 굳이 순서대로 안 해도 괜찮다.

아기의 몸을 골고루 어루만진다는 생각으로 하면 된다.

⭐ 청소년기

청소년기는 한참 성장하는 시기인 만큼 영양에 많은 신경을 써주어야 할 때이다.

그런데 아토피에 대한 걱정으로 음식을 너무 가리다가 성장에 필요한 영양을 제대로 섭취하지 못해 성장 장애가 생기는 청소년들도 많다.

모든 아토피 환자들이 똑같은 음식을 조심해야 되는 것은 아니므로 인스턴트 식품을 제외한 다른 음식은 골고루 섭취하는 것이 좋다. 만약 의심 가는 음식이 발견되면 2주일 정도 관찰해 보다가 적절하게 대처하는 것이 좋겠다. 또는 전문의에게 자신의 체질에 맞는 음식을 상담 받는 것도 좋겠다.

청소년기는 특히 외모에 신경을 많이 쓰는 시기이므로 정서적으로 안정이 되도록 많은 용기를 주고 부모님들이 피부가 좋아졌다 나빠졌다는 등의 이야기를 하지 않아야 한다.

1) 학교생활

피부 관리

청소년기는 왕성하게 활동하는 시기이므로 운동 후나 외출에서 돌아온 후에는 샤워를 해 피부를 청결하게 한다. 몸에 땀이 고이는 것은 피부에 나쁜 영향을 주기 때문에 무엇보다도 피부가 청결해야 한다.

외출에서 돌아오는 대로 미지근한 물로 샤워를 해 몸에 묻은 먼지나 꽃가루 등을 씻어 낸다. 비누나 샴푸는 자극이 없는 것을 사용해야 하고, 보디 클렌저는 사용해서는 안 된다. 샤워가 끝난 후에는 물기를 잘 말린 뒤 3분 안에 보습제(저자극성 연고나 크림)를 발라 피부에 묻은 알레르기 원인 물질들을 없애고 피부의 보습을 유지해 주어야 한다. 그러나 오일은 모공을 막기 때문에 피부가 숨쉬기 어려워지므로 사용하지 말아야 한다.

의복 관리

이 시기는 외모에는 신경을 많이 쓰는 반면에 청결에는 주의를 소홀히 하는 경향이 있으므로 의복, 특히 속옷을 자주 갈아입어 청결을 유지하게 해야 한다.

정서적 관리

청소년기는 정서적으로 자주 불안해하고 스트레스, 긴장, 좌절, 분노의 감정 등에 쉽게 영향을 받는다. 아토피 환자들은 이러한 감정을 가려움과 긁는 것으로 표출하는 경우도 많다. 때문에 평소에 적절하게 스트레스를 해소하는 것이 중요하다.

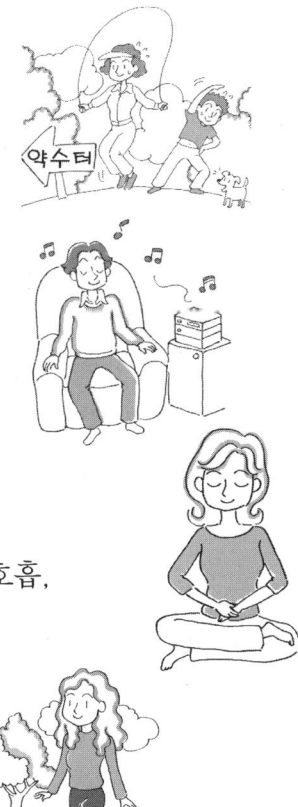

무엇보다도 운동이나 음악 감상, 단전 호흡, 산책 등 자신에게 맞는 취미생활을 통하여 스트레스를 풀 수 있도록 도와주는 것이 청소년들의 정서 순화에도 도움이 된다.

2) 음식

알레르기 유발 음식을 무조건 피하는 것을 '회피요법'이라고 한다.

그러나 한창 자라나는 성장기 아이들에게 알레르기 유발음식을 모두 제한한다면 자칫 영양 불균형을 가져올 수 있다. 아토피 일기를 써서 문제가 없는 음식은 골고루 많이섭취할 수 있도록 신경을 써야 한다.

3) 인스턴트 식품 · 가공 식품

"우리 아이는 아토피이면서 인스턴트 음식을 너무 좋아합니다. 조금씩이라면 먹어도 되나요?"

이런 질문을 많이 접하게 된다. 결론부터 말하면 "절대안 된다."이다.

차라리 우유 가공 식품을 먹일 바에는 직접 우유를 먹여적응시켜 나가는 것이 더욱 좋다. 왜냐하면 가공 식품에는원료보다도 방부제, 향신료 등이 많이 첨가되므로 아토피를 더욱 악화시키기 때문이다.

⭐ 성인기

아토피질환을 가지고 있는 어른들의 경우, 소수이기는 하지만 증상이 갑자기 발생하는 경우도 있다. 그러나 대부분은 어릴 때부터 시작된 아토피가 완전히 치료되지 않아 수십 년 동안 질병을 앓고 있는 경우가 대부분이다. 그래서 이것저것 안 해 본 방법이 없을 정도이어서 대부분 환자들이 약물에 대한 의존성이 심하다. 이런 경우 약이나 연고를 사용하지 않으면 증세가 너무 심해져 고통을 받는다.

따라서 약물의 의존성을 줄이기 위해서는 환자 개개인의 몸 상태에 맞게 치료를 받으면서 약물을 서서히 줄여나가야 한다.

중요한 것은 반드시 인스턴트 식품의 섭취를 줄이고 술·담배를 멀리 하며, 규칙적인 식사와 적당한 운동을 통해 면역력을 키우는 생활 관리를 철저하게 해야 한다는 사실이다.

아토피 환자의 군입대 신체검사 기준(2003년도 기준)

아토피성 피부질환이나 그 밖에 이에 준하는 재발성 피부염
- 예 : 신경성 피부염, 화폐상 습진, 포진상 피부염 등

가. 경도(만성 습진성 병변 부위가 안면부, 전주와, 슬와, 액와부 등에 위치하며 전체 표면의 30% 이하) ― 3급

나. 중등도(가목 이상 다목 이하) ― 4급

다. 고도(병변 부위가 가목 외에 가슴, 등, 상하지 전반에 걸쳐 분포하여 전체 표면의 50% 이상으로 최근 2년 이내에 6월 이상의 치료병력이 인정되는 경우) ― 5급

대한민국 남성이라면 신성한 국방의 의무를 다하는 것이 바람직하겠지만 아토피 환자의 경우 힘든 군대 생활로 인해 증세 악화를 초래하는 경우가 빈번하므로 증세가 심한 사람들은 심사기준을 숙지하고 미리 준비를 해야 한다.
신체 검사를 받기 최소 6개월 이전부터 병원기록을 남기는 것이 유리하고, 군입대 신체검사에 적합한 진단서를 발부하는 병원을 지정하여 다니는 것이 더욱 좋겠다.

1) 직장생활

  의류, 종이, 섬유 등을 취급하는 일이나 책 등을 많이 만지는 일을 하는 사람들이 먼지에 많이 노출되므로 아토피가 심해지는 경우가 있다. 가능한 작업 후에는 반드시 샤워를 하고, 작업을 할 때는 마스크를 착용해 먼지가 몸에 적게 남도록 해주는 것이 좋다.

2) 술

  아토피뿐만 아니라 피부과 질환의 대부분은 술로 인하여 증상이 악화될 가능성이 매우 높다. 한의학에서 보면 피부과 질환은 체내의 혈열(血熱)이 원인이 되어 생기는 경우가 많은데, 술은 이를 조장하는 직접적인 영향을 끼치므로 삼가는 것이 좋다.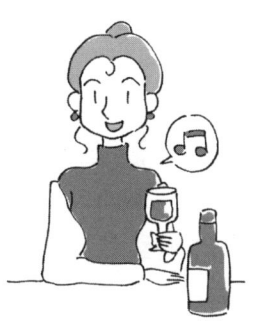

3) 화장

아토피 환자는 자신의 비듬 때문에 증세가 더욱 심해지는 경우가 있다. 그러므로 매일 머리를 감고 땀이나 비듬은 말끔히 제거하는 것이 좋다.

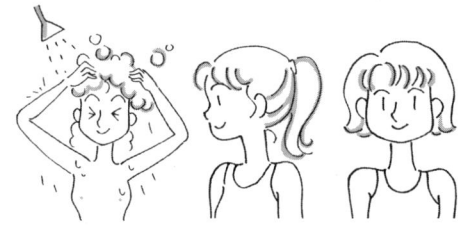

머리가 긴 사람이라면 묶거나 짧게 잘라 주는 것이 좋다. 대부분의 화장품은 화학 성분으로 만들어지므로 가급적 사용하지 않는 것이 좋겠다. 부득이하게 화장을 해야 하는 경우에는 자연 식물성 화장품을 사용하는 것이 바람직하다.

4) 잘못된 관리나 정보로 인한 문제점

땀을 흘리는 방법으로 스테로이드 독을 배출한다??
땀을 흘리는 것만으로 스테로이드 독을 배출시키는 치료법이 많은 아토피 환자들에게 소개되어 있다.

스테로이드 의존성을 회복하기 위해 무조건 땀을 흘려야

한다는 것은 문제가 있다.

평소에 땀이 잘 나지 않는 체질인 사람들은 땀을 흘리는 방법이 나쁠 것은 없지만 그렇다고 무작정 땀만 흘린다고 해서 장기간에 걸친 스테로이드 사용으로 인한 의존성을 극복할 수 있는 것은 아니다.

아토피는 스테로이드가 원인이다??

아토피는 유전적으로 아토피인자를 가지고 있다가 성장이 미숙하거나 체력 약화가 원인이 되어 생기는 것이지 스테로이드에 의해 생기는 것이 아니다.

너무 강한 스테로이드 연고를 장기간 반복적으로 사용해야만 중증이 되는 것이지 무조건적으로 스테로이드 사용이 잘못된 것이 아니다. 스테로이드제를 사용하지 않아야 하지만 탈스테로이드 과정 중 진물이 있을 때에는 소독을 철저히 하고, 증세가 심하면 항생제나 스테로이드를 잠시 사용하는 것이 오히려 낫다.

스테로이드에 의해 아토피가 생긴다는 것은 근거 없는 낭설이다. 스테로이드를 한 번도 사용하지 않은 사람들이 태선화, 진물, 각질 등 심한 아토피 증세를 보이는 경우가 매우 많기 때문이다.

탈스테로이드 반응을 보이는 것은 외부에서 피부로 공급되던 스테로이드 양이 부족해져 피부의 각종 염증반응이 일시에 폭발적으로 이뤄져 평소에 순환이 안 되던 진물이 급격히 증가하는 현상이다. 이 때 진물을 소독하지 않으면 진물이 묻은 부위는 전염되듯 번지게 된다. 이러한 현상은 세균에 의한 감염 반응임을 말해준다. 이럴 때 다시 스테로이드 연고를 강하게 사용하여 증세를 가라앉히는 방법은 옳지 않지만 증세가 심할 때 증세를 잠시 누그러뜨릴 용도로 사용하는 정도는 의존성이 생기지 않는다.

현재 각종 자연요법 사이트에서 스테로이드 연고를 너무 터부시하는 현상 때문에 많은 환자들이 2차감염 패혈증 등 심각한 상황에 이르러도 병원에 가지 않는 문제가 발생하고 있다.

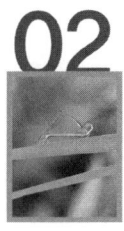

02 자연 면역 증진 관리

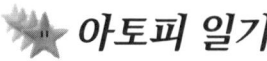 *아토피 일기*

아토피 질환을 효과적으로 관리하기 위하여 그날그날 먹은 음식과 다닌 곳, 증상 등을 기록하는 일기를 쓰자.

▼ 아토피 일기

작성요령 ▲

* 증세 : 그 날의 증세, 예를 들어 가려움, 진물, 고름, 열감 등을 자세하게 기록한다.
* 장소 : 그 날 갔었던 장소(도서관, 학교, 노래방, 식당 등)를 모두 기록한다.
* 음식 : 그 날 먹었던 음식(굴, 새우, 술 등)을 모두 기록한다.
* 처치 : 그 날 어떻게 치료했는가를 기록한다. 예를 들면, 냉·온욕, 소독, 긁기 등.

이렇게 꼼꼼하게 적다 보면 의심이 가는 공통된 음식이나 장소가 몇 번 등장하는지 알게 된다. 빈도가 높을수록 먹거나 가서는 안 된다. 치료를 받을 때 전문의에게 그동안의 일기를 보여주면 적절한 치료를 받을 수 있는 이점도 있다.

저는 20년간 아토피를 앓아온 장기 아토피 환자입니다.

우연히 아토피 일기에 관한 글을 읽고 거의 매일 먹은 음식과 갔던 장소를 기록하는 습관을 가지게 되었는데, 정말로 증세가 심한 날에는 인스턴트 음식이나 술 그리고 먼지가 많은 장소에 갔던 공통점이 나타나 그 음식이나 장소를 피하여 아토피 증세가 조금씩 조금씩 호전되어 가고 있습니다.

우선 피부의 건조도가 줄고 촉촉해져 가는 것을 느낄 수 있었고 가려움증도 많이 줄어 전보다 연고를 사용하는 날이 많이 줄어들고 있습니다.

'진작 이렇게 자세히 관찰하면서 생활할 걸'하고 생각하면서 저와 같은 아토피 환자들이 아토피 일기를 같이 써 나가면 어떨까요? 모쪼록 많은 분들이 아토피 일기를 통해 지겨운 아토피에서 탈출하시길 바랍니다.

(발췌 - www.atopydairy.pe.kr)

🌟 냉·온습포

피부의 보습이 원활하지 못해 건조해지면 증세가 심해지기도 한다. 따라서 아토피 환자들은 평소에도 피부의 면역 기능을 높이는 생활관리를 하는 것이 좋다.

냉·온습포 방식

① 잎녹차를 달여 그 물(정수기 물이나 수돗물을 사용해도 된다)에 수건을 적신 뒤 10여 장 정도를 냉동시킨다. 수건을 포개서 얼리면 나중에 잘 떨어지지 않으므로 수건 사이사이에 종이를 깔거나 따로따로 얼려 놓는다.

② 얼린 수건을 증세가 제일 심한 환부에 올려놓는다. 녹차는 찬 성질이므로 가려움증을 줄이는 데에도 도움(매우)이 된다.

③ 얼린 수건이 다 녹을 때까지 두었다가 미지근해지면 다시 얼린 수건을 덮는다.

한 번 할 때 보통 2~3장 정도를 갈아 사용한다. 이런 과
정을 하루에 여러 차례 해주는 것이 좋은데 많이 하면 할수
록 더욱 효과적이다.

④ 얼린 수건이 완전히 녹아 미지근해질 때까지 덮는 과
정을 여러 번 반복한 뒤 맨 나중에 전자 레인지나 뜨거운
물에 데운 따뜻한 물수건으로 덮어주면 된다.

어린아이들의 경우 싫어하는 경우가 있다. 그런 경우에는 냉동실
에 몸에 일부분을 넣어(5분 이상) 피부를 차갑게 하고, 몸을 빼내
어 미지근해지면 다시 냉동실에 넣는 방법을 이용한다.

냉습포를 하고 난 후 흔히 찬 것을 피부에 접촉하면 후끈거릴 정
도의 열감을 느끼게 된다. 이런 열감이 느껴지면 이 방법이 효과
가 있는 것으로 생각한다.

이런 과정이 반복되면서 매우 강한 명현반응을 경험할 수 있는
데, 새 살이 생기는 과정이므로 진물이 날 경우 소독만 잘하면
매우 좋은 결과들을 불 수 있다.

좀더 효과를 높이는 방법으로 인체의 면역력을 높이고 피부의
보습력을 돕는 한약요법, 인체의 열독을 제거하는 사혈요법 등을
병행하면 더욱 효과적이다.

1) 냉·온욕

목욕탕이나 집에서 간단하게 할 수 있는 요법이다. 차가운 물에 1분 정도 몸을 담갔다가 다시 따뜻한 물에 1분 정도 몸을 담그는 냉·온욕을 30분 정도 반복하면 피부의 탄력이 매우 좋아져 보습유지 효과가 좋다. 냉·온욕 시간을 조금씩 늘려 가면 더욱 좋다.

냉·온욕을 했을 때 나타나는 인체 반응은 피부 모세혈관의 확장과 축소이다.

냉·온욕을 하면 모세혈관이 굵고 튼튼해지므로 피부 표피세포의 신진대사가 원활해진다. 결과적으로 혈액순환이 좋아짐으로써 표피세포를 튼튼하게 할 뿐 아니라 내분비를 활성화시켜 호르몬의 흐름을 좋아지게 하고 노폐물을 신속하게 배출하게 된다.

2) 풍 욕

방의 창문을 열어 신선한 공기가 들어오게 한 후 옷을 완전히 벗은 상태에서 담요를 준비한다(계절에 따라 너무 덥지 않게 한다). 준비가 끝나면 담요를 덮었다 벗는 동작을 반복한다.

시간적으로는 일출 전과 일몰 때가 좋지만 병약자는 가장 따뜻한 시간에 시작하여 매일 30분에서 1시간씩 시간을 당겨 오전 5시나 6시 무렵에 할 수 있게 습관을 들인다. 한 번 할 때마다 10회 정도 반복한다. 이렇게 1일 2~3차례씩 쉬지 않고 한 달 이상 꾸준히 하면 효과가 있다.

⭐ 체질에 따른 한의학적 관리

한의학에서는 아토피 증세뿐만 아니라 체질을 고려하여 치료를 하게 되는데 주로 폐기능이 허약한 태음인과 면역을 만들어 내는 소화기가 허약한 소음인이 대부분의 경우를 차지한다.

1) 태음인

특 징

- 순환기와 호흡기가 약하고, 영양분 대사기능이 상대적으로 왕성한 체질이다.
- 아침에 일어나면 쉽게 얼굴이나 손발이 붓고 변비나 설사 등을 잘 일으킨다.
- 체격이 큰 편이고 근육과 골격이 발달했으며, 일반적으로 살찐 사람들이 많은 편이지만 의외로 매우 마른 사람도 있다.
- 특히 손발이 크고 허리가 굵은 편이며, 상체보다는 하체가 충실하여 의젓해 보이는 경우가 많다.
- 인자하고 너그러운 성격의 소유자이며, 활동적이지만 게으를 때는 한없이 게으른 경향이 있다.
- 집념과 끈기가 있고 묵묵히 실천하는 타입이며, 속마음을 잘 드러내지 않을 때가 많은 편이다.
- 여성의 경우 애교가 적은 편이고 욕심이 많은 경우도 있다.
- 호걸형으로서 사업가, 정치가, 낙천가 등에서 많이 볼 수 있다.

태음인에게 좋은 식품으로는 다음과 같은 것이 있다.

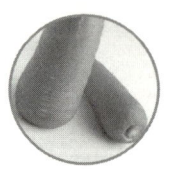
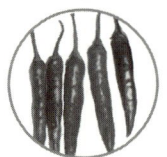
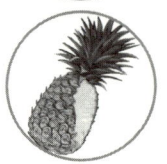

* 곡류 : 쌀, 율무, 흰콩, 현미, 조
* 채소류 : 당근, 양배추, 감자, 고구마, 도
라지, 더덕, 무, 열무, 연근, 우엉, 참마, 콩
나물, 파, 마늘, 양파, 부추, 고추
* 과일류 : 호두, 밤, 땅콩, 은행, 살구, 복
숭아, 딸기, 파인애플, 귤, 오렌지, 토마
토, 옥수수, 곶감
* 육류 : 소고기, 닭고기, 개고기
* 기타 식품 : 로열젤리, 꿀, 녹용, 두부,
오미자, 칡, 연밥, 참깨, 흰 설탕, 밀가루,
고추장, 겨자

호흡기가 약한 태음인은 기본적으로 음식을 따뜻하게 먹
는 것이 좋다.

된장찌개, 김치찌개, 소고깃국, 해장국, 추어탕 등의 음
식과 견과류(밤, 땅콩, 호두, 살구)를 가루로 만들어 미숫가
루처럼 해서 자주 먹는 것도 좋다.

고기는 돼지고기를 제외하고 많이 먹도록 하고, 튀긴 고

기나 기름기가 많은 고기는 피해야 한다. 특별한 경우를 제외하고 찬 음식은 가급적 피하는 것이 좋다.

2) 소음인

특징

- 소화·흡수 기능이 약하고, 신장의 배설 기능은 상대적으로 왕성하다.
- 장거리 여행을 할 경우, 피곤할 경우 입맛을 쉽게 잃는 편이다.
- 상체에 비해 하체가 발달하고 살과 근육은 적으나 골격은 큰 편이다.
- 얌전하고 온화한 인상이며, 미인이 많다.
- 사색적이고 매사에 치밀한 성격이지만 질투심이 강하고 계산적이며, 한번 화가 나면 쉽게 풀어지지 않는 편이다.
- 사무원, 학자, 공무원 등에서 많이 볼 수 있다.

소음인이 자주 먹어야 할 음식으로는 다음과 같은 것이 있다.

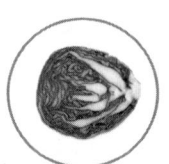

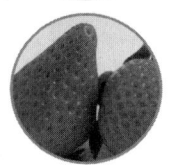

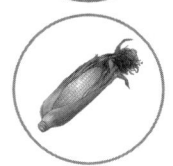

* 곡류 : 찹쌀, 쌀, 조, 노란콩, 붉은 팥, 옥수수, 참깨
* 채소류 : 양배추, 감자, 고구마, 쑥, 콩나물, 마늘, 양파, 파, 생강, 고추, 부추, 당근
* 과일 : 귤, 오렌지, 토마토, 딸기, 레몬, 유자, 바나나, 곶감
* 육류 : 소고기, 닭고기, 개고기
* 기타 식품 : 꿀, 인삼, 쑥차, 황설탕, 참기름, 겨자, 후추, 계피, 수정과, 옥수수, 더운 물, 참깨, 밀가루, 대추, 홍차, 고추장

소음인의 음식은 전체적인 성질이 따뜻하고 양적인 것이어야 한다.

흔히 아토피는 열이 많은 사람에게만 걸리는 병이라고 하지만 속이 차가워 피부의 허열반응이 생기는 경우도 많다. 따라서 소음인은 음식 조절이 가장 중요하다.

쌀밥에 찹쌀을 섞어 먹고, 감자나 고구마를 다양하게 요리해 자주 먹는다.

밥을 먹을 때는 항상 따뜻한 국이나 찌개를 같이 먹는다.

된장찌개나 소고기찌개, 김치찌개, 소고깃국, 감자국 등이 좋다. 평소에 따뜻한 물, 설탕물, 꿀물 등을 자주 마시고 찬물이나 찬 음료수는 절대 먹지 말아야 한다.

3) 소양인

특 징

- 신장의 배설 기능은 상대적으로 약하고, 소화·흡수 기능은 상대적으로 왕성하다.
- 피곤해도 식욕을 잃지 않고, 변비가 생기는 일이 거의 없으며 대변이 무른 경우가 많다.
- 상체에 비해 하체가 약하고 가슴 주변이 발달해 있다.
- 외향적이어서 일을 좋아하고 자신이나 가정에는 다소 소홀한 경우가 많다.
- 남의 일을 자신의 일처럼 돌보는 경우가 많은 편이다.
- 무슨 일이든 만들고 개척하는 데는 왕성하게 활동하지만 마무리하고 조직화하는 일은 잘하지 못하는 편이다.
- 상인, 군인, 봉사자, 중개인 등에서 많이 볼 수 있다.

소양인에게 좋은 음식으로는 다음과 같은 것이 있다.

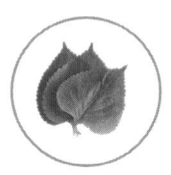
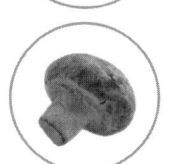
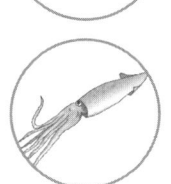

* 곡류 : 흑미, 보리, 검은콩, 완두콩, 들깨
* 채소류 : 오이, 익모초, 미나리, 죽순, 신선초, 어성초, 깻잎, 가지, 케일, 각종 버섯류
* 과일류 : 참외, 포도, 배, 사과, 수박, 키위, 매실
* 해산물 : 김, 미역, 다시마, 새우, 굴, 조개, 게, 재첩, 오징어, 낙지, 문어, 전복, 각종 회, 꽁치, 고등어, 멸치
* 육류 : 돼지고기(삼겹살, 족발, 감자탕 등 돼지고기를 이용한 요리)
* 기타 식품 : 결명자, 녹차, 구기자, 산수유, 초콜릿, 우유, 치즈, 소시지, 냉면, 돼지고기를 주 재료로 한 중국요리, 버섯해물요리, 생선회, 해물탕, 간장

소양인은 진액이 부족해지기 쉽고 열이 잘 나므로 너무 자극적이거나 맵지 않은 음식을 먹어야 한다. 검은콩, 보리, 야채나 버섯, 과일을 즐겨 먹는 것이 좋다.

4) 태양인

특징

- 영양분 대사기능이 상대적으로 약하지만 순환기와 호흡기 기능이 왕성하여 질병에 잘 걸리지 않는다.
- 상체에 비해 하체와 허리가 약한 경우가 많다.
- 머리가 명석하고 결단성이 있으며 진취성이나 자존심이 강한 편이다.
- 독창적인 아이디어를 잘 내지만 주변 사람들과 화합이 어려워 독선적일 때가 많다
- 남을 비난하길 좋아하고 화를 잘 낸다.
- 천재형이고 발명가, 음악가 기질이 풍부하기도 하지만 매우 무능할 때도 있다.

태양인에게 좋은 음식으로는 다음과 같은 것이 있다.

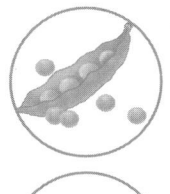

* 곡류 : 메밀, 녹두, 완두콩
* 과일 : 청포도, 포도, 다래, 머루, 키위, 멜론, 모과, 매실

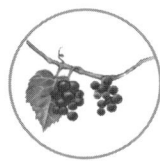

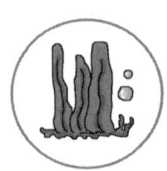 * 기타 식품 : 오가피, 대나무, 죽순, 죽여, 솔잎, 다슬기, 미역, 김, 다시마, 파래

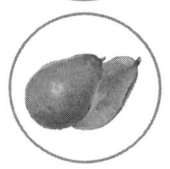 태양인은 그 수가 극히 적고 음식 또한 많이 개발되지 못한 상태이므로 소양인의 음식을 참고해서 같이 먹어도 좋다.

체질에 따라 식사요법과 함께 사용할 수 있는 처방으로는 다음과 같은 것이 있다.

· 비위 기능이 약한 소음인 : 보중익기탕(補中益氣湯) 등
· 폐, 호흡 기능이 약한 태음인 : 열다한소탕(熱多寒少湯) 등
· 신장 기능이 약한 소양인 : 형방도적산(荊防導赤散) 등
· 간 기능이 약한 태양인 : 오가피장척탕(五加皮壯脊湯) 등

아토피질환 치료를 전문으로 하는 한방병원 선택법을 참고로 소개한다.

1) 완치를 주장하지 않는다

"아토피는 환자 본인의 저항력이 회복되어야 하는 면역 질환으로 한방 치료를 통해 많은 도움을 줄 수는 있지만 그 치료만으로 아토피가 완치되는 것이 아닙니다. 단기간의 비방으로 완치가 가능하다면 그 방법은 내년 노벨의학상의 0순위일 것입니다."

2) 질병의 진행과정에 대한 상세한 예후를 설명해 준다

"… 단순히 한방의 체질론만으로는 아토피의 특유한 질병관리에 어려움이 많습니다.
체질 치료가 효과가 없다는 것이 아니라 객관적인 관리나 꾸준한 관리를 하는데 어려운 부분이 있습니다."

3) 많은 아토피 환자들을 돌보고 있다

"… 많은 환자 관리를 해야만 노하우가 생기므로 아토피 환자를 많이 보는 한의원을 선택하시는 것은 당연합니다."

4) 피부 상태를 과학적인 진단기구를 이용해 검진하면서 관리한다

"… 피부 검사기구로 피부의 보습력을 체크하면서 예후가 설명되어져야 합니다."

5) 생활 관리나 음식 관리를 꼼꼼히 점검한다

"… 컨디션을 악화시키는 음식이나 생활습관 등을 체계적으로 관리하는 프로그램을 가지고 있어야 합니다. 1회 치료 후나 증세가 호전된 뒤 나중에 발생될 지 모르는 면역저하를 대비할 수 있어야 합니다.
아토피 치료가 완전하지 않은 현실에서 다른 의견을 가지고 계신 분들이 많으시겠지만 많은 아토피 환자들을 보면서 그 동안의 의혹 속에서 진행된 치료들의 공통점들을 요약해 본 것이므로 도움이 되시라고 드리는 말씀이므로 오해 없으시기 바랍니다."

5) 침 구

피부의 열독을 신속히 제거하는 방법으로 순환이 원활하지 않은 부위에 부항을 이용하여 피를 빼주는 사혈요법이 있는데 효과가 좋다.

저항력을 강화시키기 위해 한방 검진 후 허한 경락을 보(補)해주는 침법을 활용하여 시술한다. 주로 호흡기와 소화기가 약해서 열독이 생기는 경우가 많아 수태음 폐경이나 수양명 대장경을 강화하는 침법이 사용된다.

6) 대장세척

아토피 치료 전문 한의원에서 실시하고 있는 치료 방법 중에 한 가지이다. 음식이 원인으로 자극인자가 장에 남아 있어 아토피 증세가 심해질 경우에 대장세척을 통해 원인을 제거하여 자극을 줄인다.

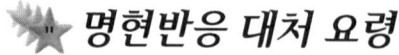# 명현반응 대처 요령

각종 자연요법(냉·온욕, 풍욕, 냉·온습포, 기타 자연식품)이나 한방 치료를 받는 과정에서 증세가 더 심해지는 반응이 나타날 수 있다. 이것을 흔히 '명현반응'이라고 한다.

명현반응이 나타나면 대부분의 환자들은 무척이나 궁금해하면서도 한편으로는 걱정을 한다. "이것이 부작용(악화)인지 치료반응(호전)인지?" 하고.

결론부터 말하면 자연요법이나 한방 치료를 받아서 증세가 심해지고 환부가 커지더라도 피부의 느낌은 훨씬 '부드러워지고', 중증 환자들은 수개월 반복할 수 있겠지만 일정한 기간(15일에서 1개월 안팎) 안에 증세가 매우 좋아지면 이것은 명현반응이다.

피부는 깊은 층의 살이 점차 각질화되면서 '때'가 된 후 탈락되는 과정을 갖는 조직이다.

따라서 피부가 좋아지기 위해서는 다소 심한 반응(피부가 얇아지고 붓고 진물과 각질이 심해지고 전신에 퍼지는 느낌)이 있은 후에 좋아져야 한다.

　만약 어떤 약이나 방법으로 짧은 시간 안에 증세가 매우 좋아진다면 피부의 자연스러운 과정을 도외시한 방법으로, 지금까지의 모든 방법은 오히려 피부반응을 중단시키고 저항력을 약화시키는 좋지 못한 방법들이다. 이로 인해 질환이 만성화되고 점차 잘 낫지 않는 중증으로 이행되는 경우가 많다.

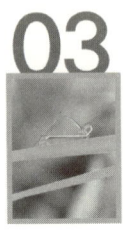

03
Q&A

 자주 문의되는 한방 상담들

 한약은 간에 해로워 치료받기 어렵다는데 사실인가요?

한약을 먹는다고 간에 문제가 생기는 것은 아닙니다. 감초 등이 간에 문제를 일으킬 수 있는데, 한약에는 감초가 많이 쓰이므로 흔히 한약을 쓰면 간에 문제가 생길 것이라고 생각합니다. 그래서 간질환을 가진 사람일 경우 한약을 기피하기도 합니다. 그러나 요즘 병원에서 쓰이는 대부분의 간 치료제는 오미자에서 추출한 성분을 원료로 하는 한약입니다. 따라서 체질에 적합한 처방을 받는다면 간은 크게 걱정하지 않아도 됩니다.

명현반응중에 얼굴이나 목에 혹 같은 것이 생기나요?

 스테로이드 이탈 증후군을 경험하면서 또는 극도의 면역
저하시에 임파선종이 생길 수 있습니다.

병원에서 검사받았을 때 문제가 없는 것으로 결과가 나왔다면 면
역력이 회복되면서 저절로 없어지는 경우가 많으므로 너무 걱정
안 해도 됩니다.

 명현반응중에 소독은 어떻게 하나요?

 소독은 알코올로 하면 됩니다. 다만 알코올로 소독할 경
우 부위가 따끔거리는 부작용이 있으므로 약국에서 쉽게
구할 수 있는 소독제인 '세네풀' 류 등으로 소독해도 됩니다. 소독
시 손톱 소독도 반드시 해야 합니다. 손톱은 짧게 깎고 칫솔로 손
톱밑을 깨끗하게 닦아주어야 합니다.

피부가 검게 변색되었는데 어떻게 해야 하나요?

 색소 변색(검게 된) 피부는 피부 재생이 좋아지면서 회복하는 변색도 있지만 완전히 회복되지 않고 흉처럼 남는 경우도 있습니다. 이 경우 환자가 원한다면 성형외과적인 치료를 받아야 하는 경우도 있습니다. 우선 자연요법 중 냉·온욕을 환부에 꾸준히 해보기 바랍니다.

 가려움증을 어떻게 없애야 하나요?

 아토피 환자나 아기들이 특히 밤에 많이 가려워하며 피가 나도록 긁어도 가려움증이 가라앉지 않아 가족 모두가 잠 못 이루고 고생하는 경우가 많은데, 집에서 쉽게 할 수 있는 대처방법은 다음과 같습니다.

냉·온습포
여러 장의 물수건을 냉장고에 보관해 두었다가 가려운 부위에 펴서 갖다 댄다.
물수건이 식으면 전자 레인지에 넣고 1분 정도 넣고 돌리거나 뜨거운 물에 데워 따뜻해진 물수건을 가려운 부위에 덮어 주기를 3~4회 반복하면 매우 좋다.

차갑고 뜨거운 자극이 피부의 가려움을 가라앉혀 줄뿐만 아니라 모공 수축과 확장을 활성화시키므로 피부의 보습 유지에도 매우 좋다.

드라이기
따뜻한 바람으로 고정시켜 가려운 부위에 갖다 대면 피부 자극이 좋아져 가려움증이 많이 좋아진다. 이 때 주의할 점은 너무 가까이에서 쐬어 화상을 입지 않도록 한다.

사우나
욕조에 뜨거운 물을 빋아 이용하거나 목욕탕을 이용하여 충분히 땀을 분비하면 피부 질환의 원인물질들도 배출되고 피부 독소의 배출도 많아져 가려움증이 많이 가라앉는다.

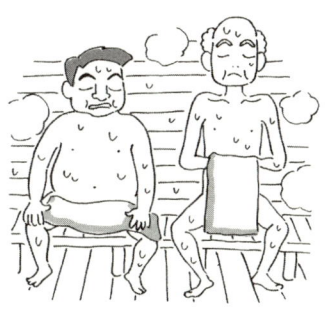

아토피 환자들의 체험담 : 참을 수 없는 피부의 가려움

– 목욕을 자주 하시는 것은 별로 좋지 않아요. 땀을 흘렸을 경우 피부가 자극을 받을 수 있으므로 간단한 샤워를 하시고요. 목욕 후 보디로션을 바르는 것은 권하고 싶지 않네요.
만약 바르신다면 저자극성의 베이비로션 같은 것을 사용하세요. 손도 자주 씻는 것이 좋고요. 가렵다고 해서 계속 긁으시면 안 되요.
번질 뿐만 아니라 상처 때문에 흉터까지 생겨요.

– 가려움을 가라앉히면서 소염작용까지 함께 하는 방법. 바로 소금을 이용하는 방법입니다. 아주 굵은 소금을 볶아 천에 싸서 가려운 부위마다 대고 있으면 뜨거운 소금 기운 때문에 가려움증이 많이 없어집니다. 그리고 천 사이로 나오는 소금가루들이 상처 진정과 소염작용까지 해주기 때문에 피부가 부드러워지고 상처도 빨리 아물 수 있습니다. 소금이 식으면 다시 볶아서 사용합니다. 볶은 소금은 전자 레인지에 데워 다시 사용해도 된다고 합니다. 목욕할 때 그 볶은 소금을 물에 풀어서 사용하면 매우 좋다고 합니다.

물론 당장 가려울 때야 소금을 쓰는 것이 좋겠지만, 아무래도 상처가 있다면 힘들 것 같아요.

- 매우 의미 있는 얘기군요. 하지만 전 온천에 갈 것을 권장합니다. 전 온천에 한번 갔다 왔더니 상처가 말끔히 사라진 걸 느낄 수 있었습니다. 물론 피부도 좋아졌고요. 산성화수인가? 암튼 그것과 성분이 비슷해서 그런가 봅니다. 상처엔 탁월합니다.

- 소금이 무조건 좋다고는 볼 수 없습니다. 일시적으로 가려움을 해소할 수는 있으나 오래 사용하면 오히려 피부에 자극을 주게 됩니다. 근본적인 치료법은 안 됩니다. 온천 역시 마찬가지입니다. 일시적으로 증상이 호전되나 어디까지나 일시적이지요.

- 제가 20년 동안 경험한 바로는 절대 가려운 부위에 손을 대면 안 된다는 것입니다. 물론 그게 힘들다는 건 저도 알지요. 인내의 한계죠 거의. 그리고 거울을 보지 마세요. 거울을 보면 손이 가기 마련입니다. 울긋불긋한 얼굴에 스트레스도 쌓이고. 결론은 가려움을 참는 자만이 다음 날 웃을 수 있습니다.

- 머리가 가려웠습니다. 그래서 쓰게 된 것이 보디숍에서 판매하는 '생강샴푸' 입니다.
사용한 지 두 달 정도 되었는데, 가려움증이 거의 없어졌습니다.

- 하여간 긁어서는 안 될 부위(심한 부위)가 가려우면 다른 곳을 대신 긁어서 가려움을 그곳으로 집중시키면 약간의 대리만족(?) 효과를 볼 수 있습니다.

이것은 제 임상실험 결과입니다. 등이 가렵다. 그런데 손이 안 닿는다! 그럼 대체 부위를 긁으세요. 분명히 가려움이 덜할 것입니다.

– 제가 손에 사용한 방법은 식초를 이용한 방법입니다.
집에 있는 사과식초(냉장 보관)를 정수기물에 섞은 후 화장솜에 적셔서 가렵고 오돌토돌한 부위에 붙입니다. 식초가 다 스며들 때까지 붙여 놓으면 됩니다. 처음에는 좀 따갑지만 다 스며들고 난 후에는 가려움도 좀 덜하고요. 이 방법에 적응이 되면 나중에는 식초 원액을 화장솜에 적셔서 사용하면 됩니다. 일 주일 정도 후에는 딱지가 생깁니다. 손에 딱지가 다 떨어진 후 알로에, 허브 바셀린 로션으로 손에 유분을 보충해주니 손이 거의 정상으로 돌아옵니다. 그래서 저는 손이 가려워 긁게 되면 연고 대신 이 방법을 사용합니다. 현재 거의 한 달이 넘었는데 손이 가렵지 않으니 효과가 조금은 있는 셈이죠? 계절의 영향도 약간은 있겠지만요. 손의 가려움이 심하신 분이라면 한번 고려해보셔도 괜찮을 것 같습니다.

– 저도 담가 봤죠. 물을 섞어서 사용했는데도 기절할 것처럼 아프더군요. 갈라지고 진물 나는 상처에 사용했으니 당연하겠죠. 물만 닿아도 아픈데.

– 병원에서 알려준 방법입니다.
욕조에 따뜻한 물을 약 2/3 정도로 채운 후 찬물에 갠 전분과 베이킹 파우더를 잘 풀어 들어가 앉아 있습니다. 단, 20분 이상 앉아 있어서는 안 됩니다. 이 때 사용하는 전분과 베이킹 파우더의 양은 각각 100g씩 입니다.
어젯밤에 해본 결과 덜 가렵고 잠도 잘 잤습니다.

– 먼저 냉장고로 가서 얼음 한 개를 꺼내 제일 가려운 곳부터 얼음을 직

접 피부에 문지릅니다. 얼마 안 있으면 피부의 감각이 없어집니다. 그러면 다른 부위로 얼음을 옮겨 가려운 부분을 다시 문지릅니다. 이렇게 계속 하다 보면 어느덧 가려움증이 사라져요. 아토피는 긁음으로써 증세가 더 악화됩니다. 참다 참다 정 안 되면 꼭 한번 해보세요.

– 저 같은 경우는 이런 식으로 대처합니다(얼굴의 경우. 전 얼굴이 심하거든요. 아주 많이).
우선 아주 찬물과 미지근한 물에 얼굴을 번갈아 가면서 약 5분씩 3~4번 정도 담급니다. 그 다음에는 얼굴의 물기를 닦지 말고 그대로 10분 정도 가만히 있습니다. 물기가 다 말랐을 때쯤에 스킨을 아주 조금 바릅니다. 그 다음에 보습제나 로션, 연고를 아주 얇게 펴 바릅니다. 끝으로 손수건을 찬물에 적신 다음 적당히 짜서 얼굴에 덮습니다. 이런 자세로 누워 있으면 효과는 있는 것 같아요.

– 제가 말씀드리는 방법은 고구마를 갈아서 즙을 내어 사용하는 것입니다. 고구마 즙을 그릇에 담아 냉장고에 차갑게 보관했다가 가려울 때마다 그 부위에 부드럽게 문지르세요. 그리고 물로 씻어내지 말고 그냥 마르도록 놔두세요. 정말 한 번 바르면 거짓말 조금 보태서 하루 종일 그 부위에 손이 안 갑니다. 다만 주의하셔야 할 점은 고구마 즙도 물이기에 자주 바르시면 피부가 건조해질 수 있다는 것입니다. 그래서 자주 바르시면 안됩니다. 하지만 확실한 것은 가려움증이 확실하게 억제된다는 것입니다.

– 주로 다리를 많이 긁어서 엉덩이부터 발까지 주물러 주지요.
이제는 가려우면 스스로 주물러 달라고 합니다.
그렇게 하룻밤에 몇 번씩 깨서 주무르다보면 날이 훤히 밝지요.
그래도 우리 딸이 잘 수 있다면 그걸로 만족합니다.

피부묘기증에 대한 문의사항

 저는 특히 여름철에 먼지, 진드기가 많이 있는 곳에서 더 자주 몸이 가려워지고는 합니다. 그리고 긁거나 어딘가에 약간이라도 긁히면 그 긁힌 자국대로 붉게 변하다가 살이 부어오릅니다. 이것은 무슨 피부병인가요? 왜 이렇게 되는지, 또 어떻게 해야 치료될 수 있는지요?

 피부묘기증이란 일종의 알레르기 피부이지만 아토피도 같이 있는 것으로 보입니다.

아토피는 피부병이 아닙니다.

음식, 외부 환경 등에의 적응력이 약해서 피부에 과민반응(가려움, 진물, 발적, 각질 등등)이 나타나는 일종의 허약질환입니다. 그러므로 내 몸의 면역력이 좋아져야 하는 것이 원칙입니다.

그런데 가려움이나 기타 견디기 힘든 증세로 인해 스테로이드 연고를 습관적으로 반복 사용하다보면 잠깐 동안은 증세가 좋아지지만 그 후에는 면역력이 더욱 약해져 잘 치료되지 않는 스테로이드 의존성이 생기게 됩니다. 이 때문에 고통 받는 환자들이 적지 않습니다.

우선 인스턴트 식품의 섭취를 중단하고, 규칙적인 식사와 가벼운 운동을 꾸준히 하면서 각종 자연요법(냉·온욕, 풍욕 등)을 하기를 바랍니다.

그리고 증세가 심한 날에는 그 날 갔었던 장소와 먹은 음식을 메모하는 아토피 일기를 써서 나에게 맞는 식단과 환경을 만들어 가는 것이 매우 중요합니다.

아토피 치료 전문 병원을 이용하여 면역력을 증진시키는 치료를 받으면 더욱 효과가 있습니다.

분유에 대한 문의사항

아기가 아토피라서 아토피 전용 특수분유를 먹이라고 하시는데, 구체적으로 어떤 분유를 먹여야 할까요? 매일HA나 HA-21류의 우유 알레르기가 제거된 가수분해 우유를 먹여야 하는지요? 특수분유에 대해서 자세하게 알려주세요.

알레르기 특수분유를 먹이면 됩니다. HA21은 우유에서 유단백질의 대부분을 차지하는 카세인을 분해하여 카세인에 대해 과민 반응을 보이는 것을 방지하는 분유입니다. HA는 HA21을 먹고 과민 반응은 없으나 설사를 하는 경우 먹이는 분유로 HA21에서 설사를 일으키기 쉬운 유당을 분해시킨 분유입니다. 그 밖에 콩단백을 가지고 만든 두유가 있는데, 간혹 콩에도 과민 반응을 보이는 경우가 있으므로 두유를 먹일 경우 과민 반응을 체크해야 합니다. 회사마다 제품명은 다를 수 있지만 기본적으로 위의 조제분유들의 범위를 벗어나지 않습니다.

흉터에 관한 문의사항

Q 저는 올해 고1인 남학생입니다. 아토피가 있습니다. 지금은 없어졌지만 중2 때부터 허벅지에 뭐가 나기 시작했습니다. 등에 갈색의 흉터 같은 것이 남았는데 없애는 방법이 없을까요?

A 아토피 피부염으로 인해 생긴 피부의 염증이 치유가 되면서 치유반흔이 생긴 것으로 판단됩니다.
치유반흔은 시간이 지나면서 조금씩 없어지지만 부위가 넓거나 시간이 지나도 없어지지 않으면 성형외과적 치료, 이를테면 레이저 박피술 등으로 치료하면 됩니다.

유아 아토피에 관한 문의사항

Q 저희 아이는 생후 한 달부터 아토피가 미간에서 시작되더니 보름 동안 증상이 매우 심했습니다. 병원에서 락티손HC 현탁액을 처방 받아 한두 번 발랐더니 심했던 게 많이 없어지기는 했습니다. 그런데 증상이 조금이라도 생기는가 싶으면 약을 발라 주었더니 이젠 더 이상 진전이 없네요.
끝으로 풍욕을 하거나 냉·온습포를 하면 보습제를 발라줘야 하나요? 맨살로 놔둬야 하나요? 우리 애는 맨살로 놔두면 허옇게 각질이 많이 일어나거든요.

아토피 인자를 가지고 태어났더라도 그냥 놔두면 만 2살 안에 저절로 좋아지는 경우가 많습니다. 이럴 때 오히려 스테로이드를 쓰게 되면 저항력 약화로 인해 다음에 증상이 생길 때 더 심하게 나타납니다. 시간이 흐를수록 스테로이드에 대한 의존성이 생겨서 갈수록 더 강한 약을 더 오래 써주어야만 하는 부작용이 생깁니다. 근본적으로 저항력을 강화하는 치료를 받으시길 바랍니다. 목욕시킨 후에는 보습제를 꼭 발라주기 바랍니다.

이유식에 대한 문의사항

막 9개월에 접어든 딸을 두고 있습니다. 소아과에 갔더니 아토피라고 합니다. 몸에 고루 분포된 것은 아니고 등과 배에 바둑알 만하게 군데군데 오돌토돌하게 돋아 있고 안아주거나 해서 손이 닿으면 빨갛게 됩니다(팔도 빨갛게 됩니다). 몸이 접히는 부분은 괜찮고요. 아이는 특별히 괴로워하거나 하지는 않습니다. 어른들은 태열이니 괜찮다고 하시는데 걱정이 됩니다. 치료를 받아야 하는 것인지 아니면 집에서 관리만으로도 되는 것인지 궁금합니다. 아직 딱지가 생기거나 진물은 나지 않습니다.

아토피 인자를 가지고 태어났어도 만 2살 안에 증세가 저절로 좋아지는 경우가 대다수라고 앞에서도 언급했습니다. 인스턴트 식품, 가공식품, 귤, 딸기, 수입과일, 스테로이드 과다 노출, 항생제 과다 노출, 환경오염 등의 인자에 의해 증세가 나빠지는 경우가 생깁니다. 그러므로 이상의 인자에 노출되지 않도록 하면서 일단 경과를 지켜보는 게 좋습니다. 만 9개월이면 이유식을 할 시기이므로 이유식은 쌀부터 시작해서 율무, 현미, 보리 등의 잡곡을 하나씩 추가하면서 과민 반응이 없는 것만 먹이면 됩니다. 단, 호두, 땅콩 등의 견과류 등은 과민 반응이 생기는 빈도가 잦으므로 먹일 때 주의해야 합니다. 환부를 보지 않아서 확실하지는 않지만 환부가 아토피의 전형적인 예는 아닌 것 같습니다. 경과를 보면서 한 번 정도는 확인을 해보는 것이 좋겠습니다.

아토피와 단순습진의 차이에 대한 문의사항

열 손가락 중에서 여덟 손가락이 아토피에 걸렸습니다. 살짝만 눌러도 피가 나고 많이 갈라졌습니다. 지금 병원에 다니고 있는데 차도가 없습니다.

확실히 아토피라고 보기 어렵습니다. 피부과나 아토피 전문 한의원에서 진단을 받아 보세요. 세균 감염이나 습진일 가능성도 있습니다.

소독에 대한 문의사항

 습관적으로 긁어서 피가 나고 딱지가 생기는데, 그 부분에 흉터가 안 생기도록 복합마데카솔이나 후시딘연고를 발라도 상관이 없을까요?

 세네풀 등으로 소독해 주세요. 후시딘 같은 연고는 사용해도 괜찮습니다.

지루성 피부염에 대한 문의사항

 제 피부는 복합성 피부입니다. 겨울철에는 약간 건성이기도 하고요.

고등학교 때는 여드름이 많이 났었지만 대학교에 들어와서는 거의 다 없어졌어요. 지금은 여드름이 거의 없을 정도로 피부가 좋아졌고요. 그런데 가끔씩 자고 일어나거나 아니면 일상생활 속에서도 얼굴이 모기에 물린 것같이 가려우면서 부어올라요. 얼굴 전체에 그런 증상이 나타났으면 병원에 갔을 텐데 한두 군데 정도 부어올랐다가 며칠 지나면 없어지고는 합니다. 예전에는 가끔씩 증상이 나타났는데 요즘은 자주 그런 증상이 나타납니다. 겨울철이라 건조해서 그런 것인지 아니면 제가 세안을 잘못하거나 화장품이 맞지 않아서 그런 것인지 잘 모르겠습니다.

지루성 피부염이 의심됩니다.

피부과나 아토피 전문 한의원에서 진찰을 받은 후 관리를 받기 바랍니다.

바셀린에 관한 문의사항

 저희 아이는 7살 난 여자아이입니다. 몸이 접히는 부분에 아토피가 아주 심합니다.

피부과에서 치료받다가 지금 살고 있는 곳(지방입니다)으로 이사 오고는 1년에 한두 번 종합병원 피부과에서 아드반탄 연고제를 처방 받아 비상용으로 사용하고 있습니다. 작년 여름부터는 증상이 심해져서 연고로도 상처 부위가 아물지 않아 딸아이의 고생이 심합니다. 연고를 바르면 상처 부위가 조여서 움직일 때마다 고통스러워하기에 바셀린을 발라주니 덜 조이는지 덜 고통스러워합니다. 그런데 상처 부위가 거무죽죽하게 변해 있습니다. 식초를 물에 희석시켜서 상처 부위를 헹궈주는 것은 어떤지요?
여기 물이 석회수라고 하여 정수기를 사용하고 있습니다.

정수기를 사용하는 것이 더 좋습니다. 아드반탄은 피부 진정을 위한 스테로이드제입니다.

장기간 반복하여 사용하면 더욱 중증이 되므로 그 사용을 최소한으로 하는 것이 좋습니다.

바셀린은 피부 보습에 도움을 주지만 그 원료가 아스팔트 피치입니다. 그러므로 가능하면 아토피 전용 보습제를 사용하는 것이 더 좋습니다.

명현과정중 임파선이 붓는 증세에 대한 문의사항

명현반응이란 것을 알면서도 자꾸 질문을 하게 되네요. 날이 갈수록 얼굴이 빨갛게 달아오르고 각질이 일어나는데, 정말 좋아지는 것일까요? 개학할 날도 얼마 남지 않아 나름대로 냉·온찜질을 열심히 하고 있습니다. 하지만 얼굴을 들여다볼 때마다 한숨밖에 나오지 않습니다. 그리고 임파선이 부어서 목이 아프다고 합니다. 왜 그럴까요?

목이 불편한 것은 명현과정중에 임파선 등이 붓게 되어 나타나는 증상입니다. 목이나 턱 부위에 멍울이 만져질 것입니다. 이러한 멍울은 저절로 없어지므로 너무 걱정할 필요가 없습니다. 탈스를 하면서 임파선이 붓는 증세는 시간이 지나면 없어지는 것이 보통입니다.

가려움에 대한 문의사항

 아이가 밤에 너무 가려워서 잠을 이루지 못하고 그 부위를 긁어대며 고통스러워 울고 짜증을 부립니다. 원래 인내심이 강한 아이인데도 불구하고 그런 것을 보면 가슴이 아픕니다. 어떻게 하면 편안한 잠자리를 가질 수가 있을까요? 증세도 점점 더 심해지고 온몸이 만신창이가 되었습니다. 이것 역시 명현반응입니까? 가려움에 대한 대처 방안은 무엇입니까?

 새살이 돋고 전신의 피부 재생이 좋아지면 가려움은 피할 수 없는 과정입니다.

항히스타민제를 밤에 잠잘 때 복용하여 다소 증세를 누그러뜨릴 수는 있지만 근원적인 문제 해결은 안 될 것입니다.

아이가 너무 가려워하면 항히스타민제를 사용하고 냉·온습포로 견뎌내야 합니다.

그래도 참기 어려워하면 피부과에 가서 주사제를 맞히거나 약과 연고를 처방 받아 증세를 안정시킨 후 다시 시작해야 합니다.

아토피의 유전 여부에 대한 문의사항

 아토피성은 유전되나요?

아토피는 유전되지 않습니다.

다만, 아토피 환자들의 가족력을 살펴보면 알레르기 질환이나 아토피를 가지고 있는 가족들이 많은 것으로 알려져 있습니다.

계란에 대한 과민 반응에 관한 문의사항

14개월 된 딸아이를 두고 있는데 아토피 피부입니다. 목욕할 때 계란으로 전신 마사지를 시켰더니 오돌토돌한 것이 나고, 빨갛게 되었습니다. 아이는 가려운 지 계속 긁으려고 하고, 무척 괴로워합니다. 평소 아토피가 아주 심한 편은 아니었는데 악화되거나, 다른 영향을 미치지 않을지 너무 걱정이 됩니다.

계란흰자에 의한 알레르기 반응일 수 있습니다.

전신으로 알레르기 반응이 생겨 심할 때는 항히스타민제(에바스텔, 지르텍 등)를 복용하게 하거나 주사제로 처방해 주면 빨리 진정됩니다. 그런 뒤에 아토피 일기를 써 가면서 잘 관리하길 바랍니다.

온도 변화에 관한 과민 반응에 대한 문의사항

Q 저는 어렸을 때부터 갑자기 덥거나 답답한 곳에 들어갈 때 또는 햇볕이 강하게 내리쬐는 곳에 가면 다리만 빼고 머리 두피부터 상체 허리까지 온몸이 따가워요. 그래서 긁기도 합니다. 운동을 하면 나을 것 같아서 방에서 잠깐 동안이라도 운동을 하면 화끈거리는 기운이 올라와 온몸이 따갑습니다. 지금도 약을 먹고 있는데 효과가 없습니다. 이제 군대 신검도 받는데 걱정이 됩니다.

A 온도 변화에 따른 알레르기 증세(콜린성 알레르기라고도 합니다)입니다.
다만 그 정도가 심하지 않아서 남들이 오해할 정도로 증세의 지속이 없는 것으로 보입니다. 증세가 그만큼 가볍다는 뜻입니다. 과민 반응이 있은 후에는 다시 원상태로 돌아가기 때문입니다.

진물이 있는 부위의 소독에 관한 문의사항

Q 긁어서 생긴 것인지 아이의 얼굴에 진물이 흐릅니다. 그리고 계속 닦아내어도 끊임없이 흐르는데 어떻게 해야하나요? 죽염수로도 닦아 보고, 연고도 발라보았습니다. 연고를 며칠 바르다 안 발라서 그러는 것일까요?

예전에 소아과에서 받은 소아용 에포감연질캅셀이라는 달맞이꽃 기름이라는 것을 먹이고 있는데 먹여도 되나요?

진물이 있는 부위는 철저히 소독을 해야 합니다.
약국에서 파는 세네풀이란 소독약이 있는데, 비교적 덜 따갑고 소독이 잘 되는 편입니다.
그리고 아이의 손톱은 늘 깨끗하게 관리해 주길 바랍니다. 에포감은 먹여도 좋습니다.

갑자기 발생한 가려움에 관한 문의사항

갑자기 작년 말부터 가렵기 시작했습니다. 처음에는 단순하게 생각하여 그냥 가려운가 보다 하고 지나갔는데 그 정도가 심해졌어요. 왼쪽 팔 일부분, 오른쪽 겨드랑이 일부분, 오른쪽 다리 일부분, 목 부위에 약간 등 접히는 부분이 가렵습니다. 부분적인 아토피라고 합니다. 다른 데는 괜찮은 편인데 왼쪽 팔은 가려움이 좀 심한 편입니다.

성인이 되어서 아토피가 갑자기 나타나는 경우는 거의 없습니다.
심한 스트레스나 사고 혹은 유산, 출산, 병을 앓고 난 후에 면역력이 떨어져 생기는 경우는 있을 수 있습니다.

과일에 대한 문의사항

 16개월 된 딸아이가 아토피 피부라고 합니다. 지금은 한의원에 다니면서 음식 조절과 한약 복용을 같이 하고 있어요.

비타민 C가 가려움증에 좋다는데 정말로 그런가요?

우리 애는 어렸을 때부터 주스는 먹지를 않아요. 이유식은 전부 먹었지만(참고로 저희 아이는 돌 이후부터 아토피인 것은 알았어요) 주스나 과일은 전혀 안 먹어요. 가끔 보리차인 척하고 주면 딱 한 모금 먹곤 안 먹어요.

 맛에 의해 거부하는 시기이므로 억지로 먹일 필요는 없습니다.

오히려 농약이 많은 과일은 아토피를 악화시키므로 신맛이 덜한 배나 사과 등을 갈아서 먹여 보세요.

보습제에 대한 문의사항

 우리 아이는 태어난 지 50일 되었습니다. 처음에는 태열이 좀 심한 것 같아서 낫겠지 하면서 지켜봤습니다만 얼굴에 각질이 일어나고 꼭 논바닥 갈라지듯이 거칠고 붉어졌습니다. 병원에 갔더니 물약 2가지와 아드반탄이란 크림을 주었습니다.

크림을 바르자니 손을 심하게 빠는 시기여서 걱정스러워 밤에만 살짝 발라 주고 있습니다.

발라 주어도 괜찮은지 궁금합니다. 목욕 후 피부가 많이 건조해지는 것 같은데 얼굴과 몸에 아토피 아이들을 위한 보디로션을 발라 주어도 되나요? 만약 된다면 어느 것을 발라 주는 것이 좋을까요?

 아직은 태열과 아토피를 구분할 수 없는 시기이므로 반드시 아토피라고 할 수 없습니다.

아드반탄은 약효가 강한 편이므로 의사와 상의해 다소 약효가 약한 연고를 사용하시고 너무 밤늦게 바르는 것은 좋지 않습니다. 이 시기는 주로 음식에 의한 과민 반응이 많은 시기이므로 모유를 먹인다면 엄마는 인스턴트 음식을 먹어서는 안 됩니다. 계란흰자, 밀, 우유, 콩 등을 주의해 가면서 드시고 분유를 먹인다면 다른 회사의 제품으로 바꾸어 먹여 보시길 바랍니다. 로션은 방부제가 들어 있지 않은 아토피 전용 로션을 발라 주어야 합니다.

테이퍼링에 관한 문의사항

 스테로이드제 연고 리바운드를 완전히 피하려면 혹시 장기간으로 예상하고 아주 서서히 하면 안 되나요? 제가 성인이 될 때까지만이라도 스테로이드제 연고를 쓰면 어떨까요? 그 정도면 오랜 시간인가요?

이론적으로는 가능합니다. 그러나 대부분은 리바운드가 나타납니다. 그 증세를 좀 누그러뜨릴 수 있는 방법이 테이퍼링입니다. 심한 증세는 오래 가지 않으므로 너무 걱정하지 말고 전문적인 아토피 의료기관에서 관리 받으면서 탈스를 꼭 하길 바랍니다.

음식물 적응에 관한 문의사항

아토피는 몸이 적응을 못 해서 그런다고 하셨죠? 그러면 그 음식을 계속 먹어서 적응시키면 나을 수도 있다는 뜻인가요?

음식 알레르기인 경우에는 그렇습니다. 우유 알레르기를 가진 사람이 매일 문제가 없을 정도로 소량의 우유를 먹다가 조금씩 양을 늘려가면 우유에 대한 과민 반응이 줄고 나중에는 나타나지 않게 됩니다.

땀을 내는 방법에 관한 문의사항

9살 된 저희 아이는 돌 무렵부터 아토피가 시작되었습니다. 피부과를 다니며 꾸준히 스테로이드를 쓰다가 7살 말에 한방 치료를 시작하면서 스테로이드를 끊기 시작하며 지금까지 아이가 받은 고통은 너무나 컸습니다. 요즘 찜질방과 사우나를 다니며 땀을 내고 있는데 얼굴이 항상 빨갛기는 했지만 어제 자세히 보니 뺨부분에 진물이 고여 있었습니다. 진물이 원래부터 아이 피부에 고여 있었던 것일까요? 아니면 2차 감염인가요? 뺨의 진물을 어떻게 하면 없앨 수 있을까요? 진물을 없애고 나면 얼굴이 더 빨갛게 될까요?

아토피 환자들은 피부의 체액 흐름이 원활하지 않아서 진물이 피부 밑에 많이 고여 있습니다. 발적은 원인물질이 피부에 닿았거나 음식으로 들어온 것으로 보입니다. 그리고 무조건 땀을 내는 것은 피부 면역에 도움이 되지 않습니다.

아토피 증세의 전염 여부에 관한 문의사항

아토피를 앓아온 지 어언 6년째입니다. 결혼한 지 6개월이 되었는데 요즘 가려우면서 피부에 좁쌀 같은 것이 납니다. 전염된 것인가요? 아토피가 전염이 되는 것인가요?

아토피는 피부병이 아닙니다.

외부(음식, 환경, 기타)에의 적응이 약해서 피부에 과민 반응(가려움, 진물, 발적, 각질 등)이 나타나는 일종의 허약질환입니다. 따라서 전염이 되지 않습니다. 우연히 피부질환이 같이 생겼거나 아니면 다른 피부세균에 의한 감염이 생길 수는 있지만 아토피가 전염되지는 않습니다.

음식 관리에 관한 문의사항

얼마 전부터 아기 피부에 오돌토돌한 것이 나면서 아기가 가려워합니다. 그래서 오늘 처음으로 소아 피부과를 방문해서 진료를 받았습니다.

아토피 정보에서 계란, 우유, 두유, 돼지고기, 닭고기를 주의해야 된다고 하는데 저희 아기가 가장 좋아하는 음식들이라서 걱정입니다. 저희 아기는 분유를 먹다가 두유를 먹은 지 벌써 1년(현재 20개월)이 넘었습니다. 돼지고기, 닭고기는 튀겨서 매일 간식으로 먹고 있습니다. 우유는 200mL짜리를 하루에 2~3개 먹습니다. 계란도 역시 좋아해서 하루에 1개 이상은 먹고 있습니다. 대체 음식이 있다면 알려주세요.

예전에는 가축을 기를 때 천연 곡물이나 식물로 길렀습니다. 그러나 요즘은 화학 사료를 먹이는 과정에서 육질이 오염되어 있는 이유로 아토피를 자극하는 원인이 고기에 많습니다. 따라서 고기를 먹으면 아토피가 심해지는 경험을 많이 하게 되는데 그렇다고 고기를 너무 안 먹이면 필요한 영양분을 제대로 공급받지 못하는 폐단도 생기는 것이 현실입니다.

물론 인스턴트 음식은 절대로 먹여서는 안 되고, 아토피 일기를 써서 아이에게 문제를 많이 일으키는 원인을 찾아보세요. 계란은 노른자를 먹이고 우유, 콩, 밀 등은 아토피 일기를 통해서 제한하세요. 가능하면 기름을 많이 사용하는 튀김 요리는 피하고 식용유 대신에 올리브 기름을 이용해 요리합니다.

두유가 문제라면 일단은 중지하고 쌀을 갈아서 대체 음료로 사용하면 됩니다.

헌혈에 관한 문의사항

 수혈을 잘못 받으면 아토피에 걸린다고 하던데요.
그럼 아토피 환자는 헌혈하면 안 되나요?

수혈을 통해서 아토피에 걸릴 수는 없습니다.
아토피는 건강이 나빠져 면역력이 약해져서 생기는 현상입니다. 그러므로 수혈을 하셔도 됩니다만 아토피 환자분들은 가능하면 수혈을 하지 않는 것이 좋습니다.

우유 대체식품에 관한 문의사항

저희 아이가 아토피인데도 불구하고 우유를 너무 좋아합니다. 그러나 이제는 우유도 끊고 식사요법을 시작하려고 합니다. 우유 대신 선식이나 생식을 해도 되나요?

우유에 대한 과민 반응이 없으면 계속 먹여도 됩니다. 그러나 만약 의심이 가면 2주일 정도 우유 먹이기를 중단한 뒤 피부를 보고 판단하는 것이 좋습니다. 우유가 아토피의 원인이 되는 음식이라고 소개되어 있다고 해서 무조건 중단하는 것은 옳지 않습니다. 물론 선식을 해도 됩니다. 그러나 선식에 들어가는 곡류에 대한 과민 반응도 있을 수 있습니다. 그 대표적인 것이 깨나 콩류인데, 확인을 한 후 계속 먹이는 것을 결정하십시오.

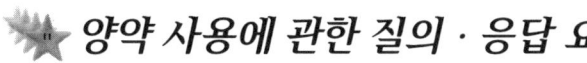 양약 사용에 관한 질의 · 응답 요약

1) 스테로이드 중단에 관한 의견

스테로이드제 연고는 일정 기간 오래 사용했다고 해서 갑자기 끊어서는 안 된다.

어느 정도 치료되고 있다면 조금씩 양을 줄이고 또 바르는 횟수를 줄여가며 서서히 끊도록 한다. 먹는 스테로이드 약은 증상이 심하지 않다면 복용하지 않는 것이 좋을 것 같다. 바르는 약으로 치료가 잘 안 되고 더 심해져서 견디기 어려울 때 한 번씩 복용하고 조금 증세가 나아지면 처방 받은 약이 남아 있더라도 반드시 끝까지 먹어야 되는 것은 아니다.

많이 가렵고 그로 인해서 신경이 예민해질 때 항히스타민제를 먹으면 조금은 증세가 나아질 것이다. 잘 때는 잠결에 긁을 수 있으므로 손을 깨끗이 씻고 자는 게 좋다. 눈 주위는 연고가 눈에 들어가지 않게 조심해서 발라 준다. 눈과 너무 가까운 부분은 발라서는 안 된다.

단기간에 빨리 나을 수 있다면 좋겠지만, 조금 시간이 걸릴 수도 있으므로 시간을 가지고 긍정적인 마음가짐으로 잘 치료하길 바란다. 자신이 무슨 약으로 어떻게 치료하고 있는지 모르고 치료하는 것보다 알고 치료하면 약을 더 적절하게 쓸 수 있고 그만큼 부작용도 줄일 수 있고, 또 약의 효과나 부작용도 더 잘 알 수 있게 된다.

2) 연고를 장기간 사용한다는 뜻은?

연고제의 장기간 사용이 얼마 동안의 기간인지 정확하게 말하기는 힘들다. 왜냐하면 사람에 따라 개인차가 크기 때문이다. 사람에 따라 어떤 스테로이드제 연고에 대해서 한 번만 사용하고도 부작용이 나타나는 경우도 있고, 비교적 덜 민감한 사람도 있다. 그러므로 스테로이드제 연고를 사용할 수 있는 기간이 일정하게 정해져 있다기보다는 사람에 따라 증상이 호전되어 가는 것을 살펴가면서 점점 양을 늘리거나 또는 줄여가면서 치료해야 한다. 치료하는 기간 동안 약간의 부작용이 있더라도 그것보다 치료 효과가 더 우선시된다면, 부작용을 어느 정도 감수하고서라도 치료를 위해서 계속 사용해야 한다. 일정 기간 오래 사용하였다고 해서, 부작용이 나타난다고 해서 바로 약을 중단할 수 있는 것이 아니라, 증상이 호전되어 감에 따라 점차로 약의 사용 빈도, 용량을 줄여가며 끊어야 한다.

약에만 의존하지 말고, 아토피 일기를 통해 아토피 체질에 맞는 좋은 생활 습관, 식사 습관을 기르고, 보습과 청결 유지로 피부의 방어력을 키우는 것도 잊지 말기를 바란다.

진물이 난다는 것은 2차감염이 일어난 것이기 때문에 그것부터 치료를 하고 난 뒤에 아토피 치료를 해야 한다. 희서한 소독애으로 소독해 주거나, 항생제를 복용하여 감염을 치료하고 연고제를 바르는 것이 좋다.

진물이 날 때 전문의의 진단을 받아 적절한 약을 처방 받고 치료하길 바란다.

3) 약물별 상담

레더코트정(한국와이어스)

레더코트정의 성분은 트리암시놀론(triamcinolone) 4mg으로서 부신 피질 호르몬제(아드레날 코르티코스테로이드 : adrenal corticosteroides)에 속하는 약이다.

이 약은 처방이 있는 경우에만 사용해야 한다. 처방된 기간, 용량 이상으로 사용해서는 안 된다. 그리고 용량이 자주 변경될 수 있는 약이다. 특히 장기간 복용한 경우에는 의사가 서서히 줄여서 중단하는 방법을 알려줄 것이다. 장기 복용시 체중 증가, 월경 주기 이상, 모발 증가 등이 나타날 수.있다.

유시락스정(한국유씨비)

유시락스정은 수면진정제 및 신경안정제에 속한다. 이 약의 성분은 하이드로자이진(hydroxyzine) HCl로 10, 25, 50mg의 세 가지 용량이 있다. 피부과에서는 주로 30~60mg을 1일 2~3회 투여한다. 두드러기, 피부질환에서 같이 나타나는 가려움증(습진, 피부염, 피부소양증) 때문에 사용되는 것이다. 부작용으로 졸음, 어지러움, 입이 마르거나 식욕부진, 위부 불쾌감 등이 올 수 있다.

클라리틴정(유한양행)

클라리틴정의 주성분은 로라타딘(loratadine) 10mg이다. 항히스타민제(알레르기약)로 알레르기성 피부질환(만성 담마진)에 쓰이는 약이다.

에트라빌정(동화약품)

에트라빌정은 우울증이나 야뇨증, 만성 또는 신경병증의 통증에서 진통제로 쓰이는 약이다. 성분은 아미트립타일린(amitriptyline) HCl이다. 약물에 의해 소변이 청록색으로 변할 수 있다.

히드로코르티손 연고(제이알팜) 외용 스테로이드제

히드로코르티손 연고는 외용 스테로이드제로 성분이 하이드로코르티손(hydrocortisone) 10mg이다. 얼굴에 발라도 될 정도의 비교적 순한 연고제이다. 하루 2~3번 얇게 펴 바른다. 만약 증상이 개선되지 않거나 오히려 악화되면 사용을 중단하고 의사와 다시 상의해 보고, 증상이 좋아지는 대로 사용을 중단한다.

큐티베이트 크림(한국그락소웰컴) 외용

큐티베이트 크림의 성분은 플루티카존 프로피오네이트(fluticasone propionate) 0.5mg이다.

아토피성 습진, 유아습진(1살 이상)에 바르는 크림이다. 이 크림은 성인의 체표면적의 50% 이상 또는 1일 20g 이상을 적용하지 않는 한 전신적인 부작용은 일어나지 않으므로 안심하고 사용해도 된다. 국소적인 부작용으로 작열감, 자극감, 여드름, 피부색소침착 과소, 피부 연화, 피부 위축, 다모증, 가려움증 등이 나타날 수도 있다.

하루에 2번 정도 얇게 펴바르고, 주의할 점은 의사의 지시 없이 약물을 바른 후 붕대나 반창고 등으로 밀봉해서는 안 된다. 그리고 다른 약물이나 로션제 등을 같이 사용해서도 안 된다. 눈이나 코, 입 등에는 사용해서는 안 된다.

바셀린

바셀린은 습관성이나 중독성이 있는 것도 아니고, 부작용이 있는 것도 아니라서 안심하고 사용해도 된다. 그렇지만 아토피 환자들에게 화학공정이 많이 들어간 제품보다는 천연성분에 가까운 제품일수록 좋으므로 다른 보습제를 사용하는 것이 더 좋을 것이다. 화학성분이 알레르겐(allergen : 알레르기를 일으키는 물질)으로 작용할 수도 있다. 요즘 아토피 환자들을 위한 보습제들이 많이 시판되므로 자신에게 맞는 제품을 사용하면 된다.

그란돌 크림

그란돌 크림은 현재 우리나라에 수입되어 판매되고 있는 제품이다.

독일의 PG-Naturaphama 사에서 만든 제품으로 감마리놀레닉산(GLA)이 주성분인 100% 순수 내추럴 제품이다. 알레르기 유발인자나 환경을 차단하고 피부 면역력을 강화시켜 주는 효과가 있다.

보라지 오일

보라지 오일은 미국의 Barleans 사에서 만든 제품으로, 필수 지방산인 감마리놀레닉산 성분이 가장 풍부한 보라지 오일 제품이다.

필수 지방산들은 우리 몸 속에서 바뀌어 항염증 효과, 면역 강화 성분을 만들어 내기도 하고, 한편으로 염증을 일으키고 면역을 억제시키는 성분을 만들어 내기도 한다. 예를 들면, 육류나 우유·계란 등은 아라키돈산이라는 필수 지방산을 많이 함유하고 있는데 이것이 우리 몸에 들어가서 염증을 일으키거나 면역을 억제시키는 물질을 만들어 내서 때때로 알레르기 반응을 일으키는 것이다.

반대로 보라지 오일은 감마리놀레닉산이라는 필수 지방

산을 많이 함유하고 있는데, 이것은 체내에서 염증과 알레르기를 억제시키고, 면역력을 강화시키는 물질을 만들어 내는 원료로 쓰인다. 보라지 오일은 의약품이라기보다 건강보조 식품이므로 아기에게 먹여도 된다. 2살 이하의 아이는 하루 1/2알 정도의 분량을 이유식 등과 함께 먹이면 된다.

세로겐 크림(영풍제약), 베데스타-지 크림(한국 넬슨)

세로겐 크림과 베데스타-지 크림 모두 항생제(겐타마이신 술페이트 : gentamicin sulfate 1mg)와 스테로이드제(베타메타손 디프로피오네이트 : betamethasone dipropionate 0.6mg)의 외용 복합제이다. 일반 의약품인 만큼 비교적 약효가 약한 편이다. 하지만 개인에 따라 감작증후(가려움, 발적, 종창, 구진, 수포 등)을 나타내기도 한다. 만약에 약이 눈에 들어가면 안압이 높아져서 녹내장을 일으키기도 한다. 과민 반응이 나타날 때는 즉시 사용을 중단하고 의사에게 알려야 한다.

부작용을 피하기 위해서 얼굴이 아닌 다른 국소 부위에 미리 발라서 테스트를 해보고 사용하는 것도 좋은 방법일 것이다.

델마소론 크림(영풍제약)과 리도멕스 크림(삼아약품)

델마소론 크림의 성분은 프레드니졸론 발레레이트(pred-nisolone valerate) 3mg으로 리도멕스크림과 같은 약이다. 리도멕스크림(삼아약품)의 성분도 프레드니졸론 발레레이트 3mg이다. 이 연고는 피부가 약한 소아나 여성들이 사용할 수 있는 순한 성분의 크림이라서 얼굴에 발라도 된다. 스테로이드제 연고를 얼굴에 바를 때 피부가 위축되거나 다모, 스테로이드성 조홍 등의 국소적 부작용이 나타날 수 있으므로 주의 깊게 살펴보아야 한다.

알크로반 크림(현대약품)

알크로반 크림의 성분은 알크로메타손 디프로피오네이트(alclometasone dipropionate) 0.5mg이다.

이 크림도 소아들(3주일 이하)이 사용할 수 있을 정도로 순한 성분의 크림이기 때문에 얼굴에 발라도 된다.

피부를 깨끗하게 유지하면서 보습을 해준다. 소량을 하루에 한두 번씩만 발라 준다.

딕톤 베이비

딕톤 베이비(dicton baby)는 피부에 보호막을 형성하여 외부의 알레르겐을 차단해 주는 역할을 하는 제품이다.

그러면서도 피부가 숨을 잘 쉴 수 있고 땀도 잘 배출되는 장점을 갖고 있다. 피부를 보호하면서 보습균형을 맞춰 주어서 피부의 방어력을 길러 준다. 제품 설명에 따르면 이 제품의 아주 작은 입자 성분들이 피부 깊숙이 침투해서 미세한 그물막을 형성해 준다고 한다. 그래서 외부 물질이 침투하지 못하게 하면서 공기는 잘 통하고 또 땀도 잘 배출될 수 있는 것이다. 이 제품은 알로에 베라 젤, 토코페롤 등 자연 성분만을 사용하고 있으며 스테로이드제 성분은 들어 있지 않다. 치료제가 아니라 케어 제품이므로 안심하고 사용해도 된다.

네리소나 0.3%(한국쉐링)

네리소나는 강한 스테로이드제 연고이다.

쎄로겐 크림(삼진제약)

이 크림에는 베타메타손 디프로피오네이트 0.6mg(스테로이드 성분), 겐타마이신 술페이트 1mg(항생제)이 들어 있다. 일반의약품으로 분류되어 있기 때문에 약효가 강한 제품은 아니다.

에디펜 시럽(대우약품)

에디펜 시럽의 성분은 케토티펜 푸마레이트(ketotifen fumarate)이다. 이 약은 독특한 방법으로 항알레르기 효과를 나타낸다.

우리의 핏속에는 Mast cell(백혈구의 한 종류)이 있는데, 이 세포는 알레르기나 염증 반응을 일으키는 역할을 한다. '케토티펜'은 이 세포를 안정화시켜서 알레르기나 염증 반응이 일어나는 것을 억제시켜 주는 역할을 하게 된다. 그런데 보통 Mast cell을 안정화시키는데는 2~4주 정도가 걸린다. 그래서 이 약은 보통 장기간 복용하고, 치료 목적보다는 예방 목적으로 많이 쓰이게 된다.

에디펜 시럽은 한 달 정도 복용해야 약 효과를 볼 수 있다. 그리고 연고제도 보통 아기들에게 주로 처방되는 순한 연고제를 사용하므로 한 번씩 진정시키기 위해 적당량을 사용하는 것은 괜찮다.

더마톱 연고

더마톱 연고는 아기들에게 주로 처방되는 순한 스테로이드 연고이다.

시판되고 있는 스테로이드제의 강도에 따른 분류

Group 1 : 가장 강한 것	**클로베타졸 프로피오네이트** (clobetasol propionate) **0.05%** – 더모베이트 연고, 용액(한국그락소) – 도모호론 크림(동구약품) – 베타베이트 연고, 용액(고려제약) – 스테이벤 액(합동약품) **디플루코르티솔 발레레이트** (diflucortilone valerate) **0.3%** – 네리소나 연고(한국쉐링) **할시노나이드**(halcinonide) **0.1%** – 할로그 크림(동아제약)
Group 2 : 강한 것	**암시노나이드**(amcinonide) **0.1%** – 암시노나이드 연고(건풍제약) – 비스덤 크림(유한사이나미드) **베타메타손 디프로피오네이트** (betamethasone dipropionate) **0.05%** – 디프로린 크림(건일약품) – 스테로신지 크림(청계약품) **베타메타손 발레레이트** (betamethasone valerate) **0.1%** – 세레스톤지 크림(유한약품) **데속시메타손**(desoxymethasone) – 에스파손 연고, 로션(한독약품) **플루오시놀론 아세토나이드** (fluocinolone acetonide) **0.025%** – 후루모트 크림(한일약품)

Group 3 : 중등도의 강한 것	**플루오시노나이드**(fluocinonide) **0.05%** – 라이덱스 크림(종근당) – 엑스엘-완 겔(현대약품) **플루오코르티론**(fluocortilone) **0.25%** – 울트라란 연고(한국쉐링) **부데소나이드**(budesonide) **0.025%** – 나리코트 크림(동광제약) **데속시메타손**(desoxymethasone) **0.05%** – 에스파손 젤(한독약품) **트리암시놀론 아세토나이드** (triamcinolone acetonide) **0.1%** – 제미코트 연고(덕산센트랄) **플루티카손 프로피오네이트** (fluticasone propionate) **0.025%** – 드리코트 크림(동광제약) **플루티카손 프로피오네이트** (fluticasone propionate) **0.05%** – 큐티베이트 크림(한국그락소) **모메타손 플루로레이트** (mometasone furoate) **0.1%** – 에로신(동화약품) **메티프레드니솔론 아세포네이트** (methyprednisolone aceponate) **0.1%** – 어드반탄 크림(한국쉐링) **프레드니카베이트**(prednicarbate) **0.25%** – 더마톱 연고(한독약품)
Group 4 : 약간 약한 것	**클로베타손 부타레이트** (clobetasone butyrate) **0.05%** – 아미솔 크림(동일신약) – 유모베이트 연고, 크림(한국그락소)

	플루메타손 피발레이트 (flumethasone pivalate) 0.02% – 로카살렌 연고(한국 썰 시바–가이기)
Group 5 : 약한 것	**플루코르틴 부틸레스테르** (flucortin butylester) 0.75% – 바스피드 연고, 크림(한국쉐링) **하이드로코르티손 부틸레이트** (hydrocortisone butyrate) 0.1% – 푸란콜 크림(중외제약) – 하이드 로션(태평양제약) **하이드로코르티손 발레레이트** (hydrocortisone valerate) 0.2% – 웨스트코트 크림(보령제약) – 하이드코트 크림(상아제약) **하이드로코르티손**(hydrocortisone) 1% – 락티케어HC 로션(한국스티펠) – 사르나 엠. 시／사르나 에이치. 시 로션(현대약 　품) – 진로 히드로코르티손 연고(진로제약) **하이드로코르티손 부틸레이트 프로피** **오네이트** (hydrocortisone butyrate propionate) 0.1% – 반델 연고, 크림(유유산업) **프레드니솔론 발레레이트 아세테이트** (prednisolone valerater acetate) 0.15% 0.3% – 리도멕스 크림, 로션(삼아약품)

	약한 강도	중등도 강도	강한 강도
용도	심하지 않은 경우 - 각질과 약한 소양증 동반시	심한 경우 - 재발성 부위이면서 각질과 색조변화를 동반시	태선화 동반시, 만성 재발성 부위
범위	눈 주위, 안면부, 액와부, 서혜부, 안쪽 허벅지 등의 부위	체간부나 신측 부위	손, 발바닥, 다리 부위
대상	1살 미만의 유아	2~10살의 소아	성인기

⭐ 임상 치료 사례

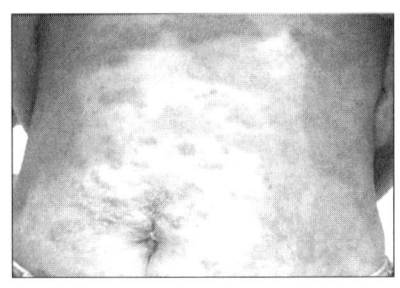

26살 된 주부로 어려서부터 아토피가 생겼는데 피부질환으로 오인하고 20년간 강한 스테로이드 연고를 반복적으로 사용하였다.

컨디션이 좋아지면 다소 견딜 만 하지만 둘째 아이를 출산한 후에 증세가 매우 심해져서 스테로이드 연고제를 사용하는데도 진정이 되지 않아 본원을 내원하였는데, 심한 각질과 가려움이 계속 되는 인설(비듬)과 진물을 보였다

너무 장기간 스테로이드를 사용한 경우라서 천천히 줄여가는 방법(테이퍼링)을 권고하였고 한약요법과 냉·온습포 관리 그리고 대장세척 치료를 통해 임신중 장의 운동이 약해진 결과 쌓인 노폐물을 배출하여 피부 자극을 줄이도록 하였다.

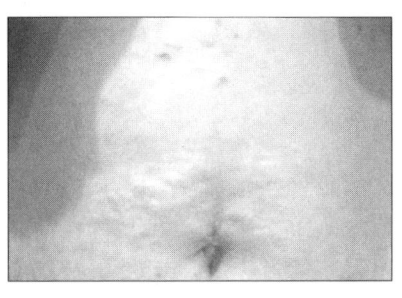

7개월간 꾸준한 치료와 생활 관리를 통해 과로 후에만 잠시 동안만 아토피 반응을 보일 뿐 정상생활을 하는데 지장이 없었고 스테로이드 연고는 전혀 사용하지 않게 되었다.

가려움과 각질 그리고 끝이 없다고 하소연하던 진물이 없어졌다.

관리를 하면서 느낀 점은 심한 명현반응중에도 특히 등부위는 환자 스스로 냉·온습포 하기 힘들었는데 밤잠을 같이 설쳐 가며 꾸준히 냉·온습포를 해주던 남편의 사랑이 기억에 많이 남는다.

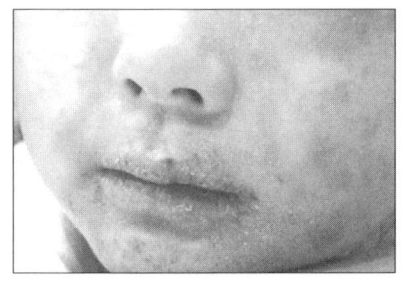

10살 된 여자아이로 어려서부터 아토피가 생겨 스테로이드 연고를 장기간 사용해 오고 있었다. 그런데 부모가 인터넷으로 정보를 검색하다가 스테로이드 부작용을 확인한 후 병원을 이용하지 않고 가정에서 일시에 스테로이드 사용을 중단하여 심한 탈스테로이드 반응을 하던 중 내원하였다. 비교적 탈스테로이드 반응이 안정이 되고 있던 시기라서 피부 저항력을 돕는 한약을 처방하고 냉·온습포와 생활관리를 꾸준히 할 것을 지도하였다.

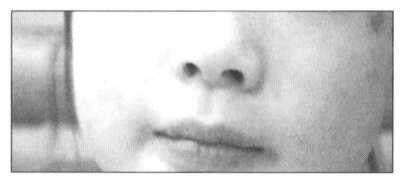

5개월간 한약을 복용하고 냉·온습포 등 생활 관리를 하면서 증세가 서서히 좋아져 갔지만 치료 중간 중간에 아이가 학교에서 과자나 사탕 등 인스턴트 음식을 몰래 먹어서 과민 반응이 나타나고 치료가 장기화되면서 아이가 치료를 거부하여 애를 먹었다.

하지만 부모의 보살핌과 설득으로 스테로이드 의존성은 거의 사라지고 윤기 있는 피부가 되살아나는 등 치료가 잘 되었다.

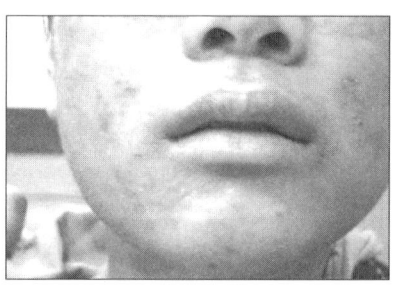

14살 된 여자아이로 어려서부터 아토피가 있었지만 증세가 심할 때만 스테로이드 연고를 사용하였다. 한약 처방을 하면서 스테로이드 연고 사용을 중단하게 하였고 냉·온습포를 꾸준히 할 것과 학교 급식 중에도 인스턴트 음식이나 가공 식품은 전혀 먹지 못하게 권고하였다.

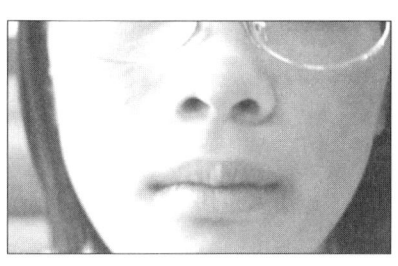

스테로이드 연고를 소량 사용
하였다고 하였지만 치료과정
중 명현반응이 심하였다. 그러
나 꾸준한 생활관리와 어린아
이답지 않은 꼭 낫겠다는 의지로 병을 잘 이겨낸 경우였다.
8개월 후 발적과 진물이 다 없어졌고 웬만해서는 아토피 반응이 나타나
지 않게 되었다.

55살의 여성으로 20살
부터 아토피가 발병하
기 시작하여 성분을 알 수 없
는 피부과 연고를 가려움이 있
을 때만 사용해오던 중 내원하였다.
얼굴과 목 주변에 가려움과 발적이 나타나고 진물과 심한 건조증세를 보
였다.
아토피 일기 중 땀, 새우, 게에 의한 과민 반응이 발견되었다.

한약요법과 냉·온습포를 지도하였고 땀을 많이 흘리는 환경에서 일하는
것을 확인하고 수시로 땀을 닦아줄 것을 권고하였다.

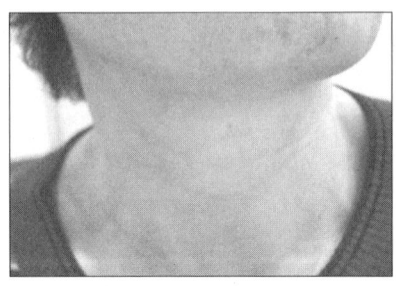

장기간 동안 피부연고를 사용
하였다고 해서 걱정을 많이 한
경우였다. 그러나 걱정한 것과
는 다르게 그다지 심한 명현반응은 보이지 않았다.
5개월간 치료 후 목 부분의 피부보습이 매우 좋아졌다.

그러나 피부관리를 계속할 것과 갑각류(새우, 게, 랍스타 등)는 금식해 줄
것을 권고하였다.

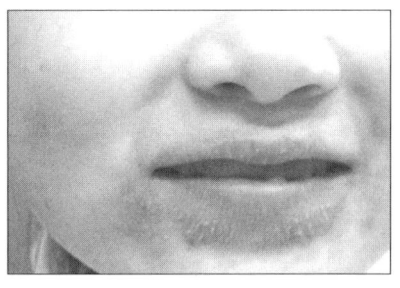

5살된 여자아이로 입
술 주변의 각질이
심하고 건조와 태선화 증세를
보였다. 3년간 성분 불명의 연
고를 사용하던 중 증세가 반복
되어 내원하였다. 아토피 일기를 살펴보고 인스턴트 음식을 금식하도록
권고하고 한약을 잘 먹지 못하여 생활관리와 냉·온습포만 지도하였다.

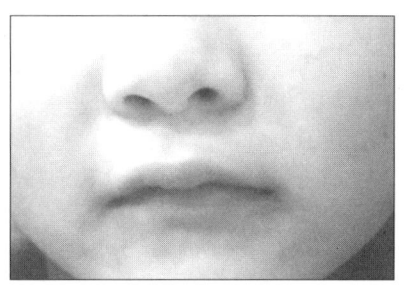

2달간 치료 후 증세가 많이 좋아졌지만 아이가 음식관리를 소홀히 할 때면 다소 증세가 나타나 계속적인 인스턴트 음식의 완전 금식과 냉·온습포 치료를 계속 권유하였다.

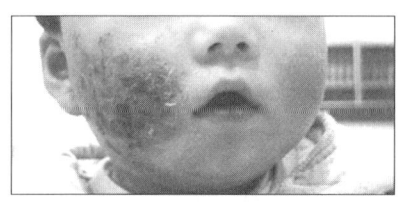

1살 된 남자아이로 태어나면서부터 아토피 질환이 발생한 경우이다. 부모가 병원치료를 하지 않고 자연요법 사이트 정보를 참고하여 관리해오던 중에 본원에 내원하였다.

모유 수유를 하는 중이었고 자연요법 중 풍욕을 꾸준히 실시하였지만 아이가 긁어서 뺨의 상처가 덧난 것을 소독하지 않아서 2차감염이 되어 진물과 농가진이 생긴 상태였다.

엄마가 모유를 정화하는 한약을 복용하면서 풍욕과 냉·온욕 등 자연요법을 계속 할 것을 권고하고 상처 부위는 소독약으로 소독하도록 지도하였다.

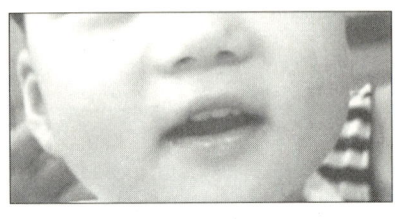

4개월간 냉·온습포와 한약요법을 철저히 하였고 장기간의 스테로이드 사용이 없었던 덕에 심한 명현반응은 없었으며 소독을 실시한 이후로 상처는 점차 없어졌다.

아기가 성장을 하면서 모유만으로는 영양이 부족한 것으로 판단하고 이유식을 하도록 권고하였고 저항력이 좋아지면서 전에는 자주 걸리던 감기에도 잘 걸리지 않게 되었고 아토피 증세가 서서히 사라지면서 치료가 잘 되었다.

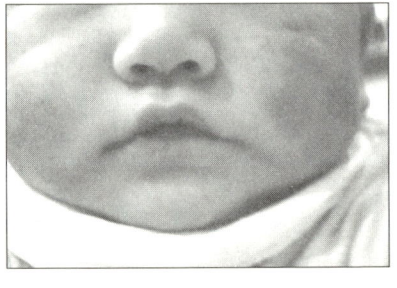

4개월 된 남자아이로 태어나면서 태열처럼 아토피가 생긴 후 계속적인 아토피로 발전하고 있던 중 소아과에서 처방 받은 스테로이드 연고를 여러 번 사용하였다. 그 후 연고를 바를 때는 증세가 좋아지고 안 바르면 다시 증세가 나타나서 엄마가 양약의 사용을 스스로 중지하고 있던 중 내원하였다.

엄마가 수유를 하고 있던 중이어서 풍욕과 냉·온욕을 하면서 한약을 복용한 후 수유를 하도록 권고하고, 엄마가 인스턴트 식품을 즐겨 드는 것을 확인한 후 먹지 않도록 지도하였다.

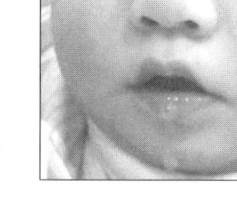

3개월 동안 치료하면서 아이 엄마가 음식관리를 잘해 주었고 아이가 다행히 풍욕을 싫어하지 않아서 꾸준히 실시한 결과 치료가 잘 되었다.

얼굴에 주로 나타나던 발적이나 가려움이 감소한 것도 좋았지만 무엇보다 아이가 잘 먹지 않아서 또래들에 비해 체중이 적게 나갔었는데 식사량이 늘고 건강해진 것이 더욱 좋았었다.

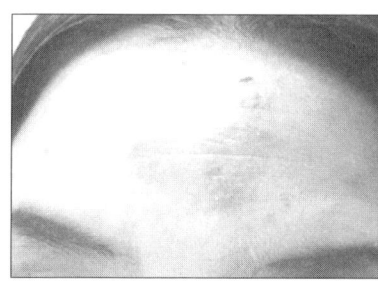

27살의 미혼 여성으로 10년간 이마, 뺨 부위에 심한 가려움과 각질이 반복되었고 인설이 특히 심하였다.

아토피 일기를 보니 금속에 대한 알레르기 반응을 보였다. 그래서 화장을 하지 말 것과 냉·온습포와 한약 치료를 지도하였다.

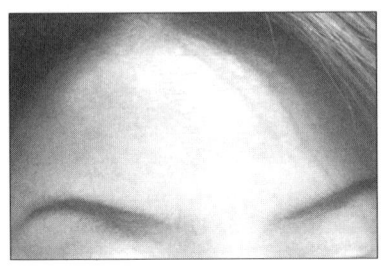

5개월간 냉·온습포와 한약 복
용을 꾸준히 하였으며 화장을
한 다음에는 다소 증세가 있었
지만 서서히 증세가 없어지면서 치료가 잘 되었다.

화장으로 인해 치료가 잘 되지 않는 것으로 판단하여 식물성 천연 화장
품을 사용할 것을 권고하였다. 특히 파운데이션 등의 화장품이 피부 자
극이 심한 것으로 판단되었다.

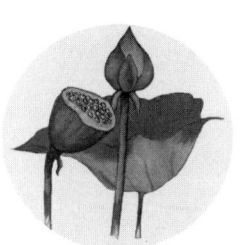

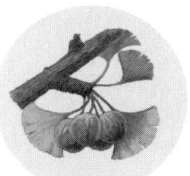

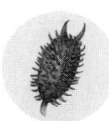

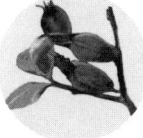

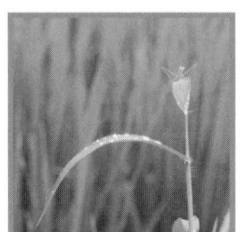

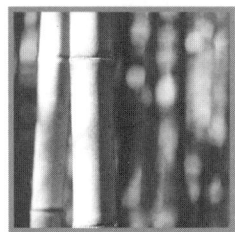

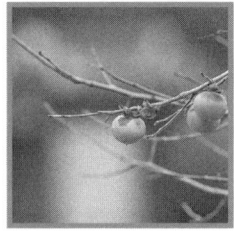

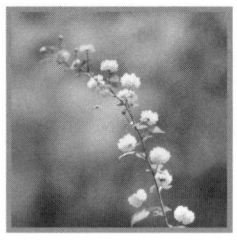

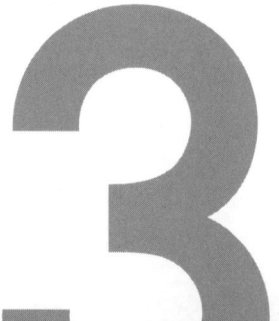

AtopyAtopy

아
토
피
부

아 토 피 부 록

아토피 환자들이 자주 사용하는
민간요법에 대한
한의학적인 고찰과 경험담 수록

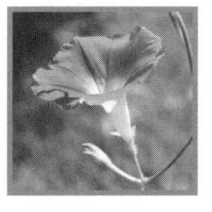

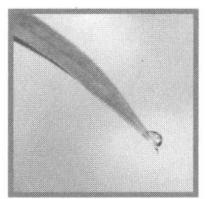

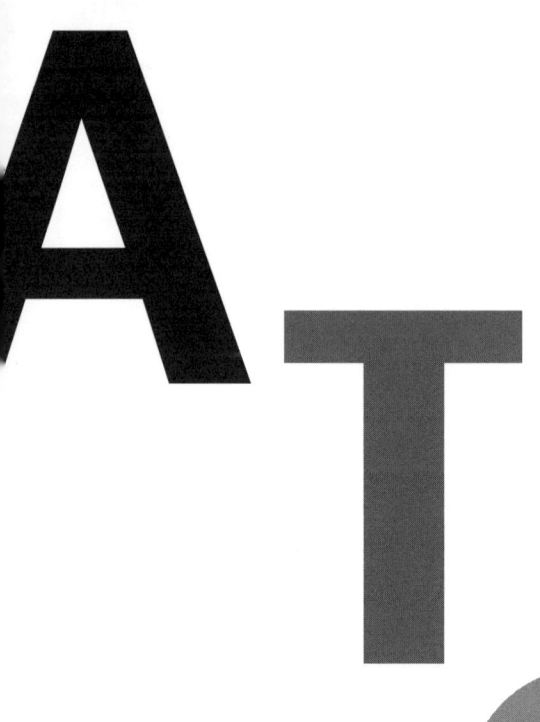

부록을 읽기 전에…

이 부분에 수록되어 있는 내용은 인터넷상으로 많은
아토피 환자들이 사용하고 있는 민간요법에 대해 상
담을 한 것으로 각각에 대한 설명과 함께 사용해본
사람들의 체험담을 발췌, 수록해 놓았다.

아토피 특성상 사람마다 효과 차이가 많으므로 체험
담을 확인한 후 반드시 소량 사용해보고 자신에게
맞는 방법을 활용하기를 바란다. 가능하다면 전문의
와의 상담을 거친 후 사용하기를 바란다.

체험담의 대부분은 아토피아(www.atopia.co.kr)에
서 발췌하였다.

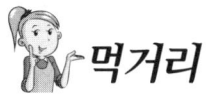먹거리

1) 루이보스티

루이보스티는 '붉은 덤불의 차'라는 뜻을 지닌 차이다.

이 차는 남아프리카 원주민들이 마시던 것이었는데, 일본의 식품영양학 교수들이 이 차 속에 유해 산소를 제거하는 SOD성분이 다량 함유되어 있음을 밝혀 냄에 따라 유명해졌다.

루이보스티는 항산화 작용 및 활성산소제거 작용을 하는 것으로 알려져 있다.

한의학적으로는 소음인에게 적합한 기운을 가지고 있다.

성질이 따스한 편이고, 색은 붉은 색 계통이며, 혈액 순환을 촉진하는 작용을 하는 것으로 알려져 있다.

기운을 보강하면서도 혈액을 순환시키고 어혈을 돌려주는 작용을 하는 것이라 여겨지고 있다.

먹는 방법은 달여서 그 물을 마신다. 이 때 충분히 끓여야 하고 알루미늄 용기는 피하는 것이 좋다.

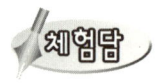

－3개월 먹었는데 마음이 좀 차분해지는 것 같아요. 요즘은 녹차를 즐겨 마시고 있는데 차를 좋아하시는 분이라면 괜찮을 것 같아요.

－약 8개월 가량 보리차 대신 마시고 있는데 별 효과가 없던데요. 솔직히 말하면 확실히 변비에는 효과가 있는 것 같아요.

－긁어서 생긴 상처, 가려운 부위, 진물 난 곳에 사용하세요. 소독용으로 아주 요긴하게 쓰여요.

－루이보스티는 약이 아니라 그냥 차잖아요. 마시면 피부미용에야 좋을지 몰라도 아토피를 치료하는 기능은 거의 없다고 생각됩니다. 피부와 몸에 좋기는 합니다.

－상태는 온몸이 전체적으로 조금 안 좋아졌어요. 그냥 안 좋아지는 것이 아니라 좋아지려고 하는 준비 과정 같아요.

－어젯밤 자기 전에 루이보스티로 목욕하고 아침에는 세수만 했어요. 그런데 효과가 너무 좋습니다. 그리고 니베아 로션도 발랐고요(다른 때는 가려워서 못 발랐거든요. 마이마이 오일도 마찬가지였고요).

－루이보스티도 명현현상이 있어요. 우리 아들이 루이보스티를 마시고 처음에는 오돌토돌하게 뭐가 나더군요.

이틀 정도 끊었다가 다시 마셨더니 괜찮아요.

2) 달맞이꽃 종자유와 에포감

달맞이꽃 종자유는 영양이 부족하고 건조하거나 피부에 각질이 생긴 경우에 사용하면 좋다. 피부에 윤활유 역할을 하기도 한다.

에포감은 한독약품에서 나오는 약 이름이다. 에포감의 성분은 감마 리놀레산으로 이 성분은 달맞이꽃 종자유에 가장 많이 함유되어 있다. 그래서 달맞이꽃 종자유 추출물이란 말을 사용한다. 음식과 함께 먹거나 혹은 우유나 요구르트에 타서 복용할 수 있다.

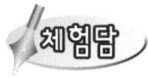

- 심각한 부작용은 없습니다. 그냥 식용유가 부작용을 일으키지 않는 것과 같은 이치입니다.
- 달맞이유를 1달 정도 먹었는데 건조하던 피부가 조금씩 나아지고 있는 것 같아요.
- 보통 소염증(간지러운 것)이 좀 덜한 것 같네요.
- 저는 '건강 식용유'로 요리에 활용해요.
- 에포감은 빠른 효과는 볼 수 없었습니다. 적어도 6개월에서 1년은 복용해야 하는데 값도 비싸고 많은 효과를 기대하기는 힘듭니다. 저는 4개월 동안 복용하다 그만 두었습니다.

– 에포감 알레르기 반응이 있습니다. 단시간에 알레르기 반응이 일어날 수도 있습니다. 어린아이들 경우에는 빨리 호전되기도 합니다. 그러니 알레르기 반응이 생기면 복용을 하지 마십시오.

– 효과는 얼굴에 먼저 기름이 돌고, 다음에는 몸에 기름이 도네요. 많이 건조했는데. 그리고 몸에서 고소한 기름 냄새가 납니다.

3) 우롱차

우롱차는 '烏龍茶'로 중국 발음으로 우롱차라고 불린다.

찻잎을 말리는 과정에 따라 발효도에 차이가 생긴다. 이에 따라 찻잎을 발효시키지 않은 것을 녹차, 반만 발효시킨 것을 우롱차, 80~90% 발효시킨 것을 홍차, 완전 발효시킨 것을 보이차로 구분한다. 산화 과정에서 서로 다른 색이 나타난다.

찻잎은 우리 몸의 기운을 내리는 작용이 있어서 열을 내리기도 하고, 두통이 있을 때 마시기도 한다.

소화기가 약한 사람은 차를 너무 자주 마시면 오히려 소화에 장애가 생길 수도 있다. 알레르기와 싸우고 특정 질병의 위험을 낮추는 것으로 알려진 폴리페놀이라는 차 성분이 아토피의 증상 호전에 효과가 있다.

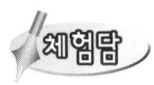

　- 제가 일본에 있을 때(약 6개월간) 증세가 무척 호전되었는데, 그 이유가 우롱차에 있었군요. 일본에서는 우롱차를 보리차처럼 마시거든요.

　- 우롱차의 카페인 성분 때문인지 그제도, 어제도 한숨도 못 잤어요.

　- 우롱차를 먹은 지 10일 되는데요, 4일째부터 피부가 좋아졌습니다. 얼굴이 빨갛게 되는 것도 많이 없어지고, 가려움도 좀 덜해요.

　- 평상시에 녹차를 자주 마시는 편인데, 우롱차를 먹고 나면 온몸이 훅훅 달아올라요. 알레르기 반응도 더 일어나는 것 같고요. 눈가의 피부가 안 좋아지려고 합니다.

　- 제 친구는 가려울 때 진하게 달여낸 우롱차를 차갑게 식힌 후 그 물에 화장솜을 적셔서 팩을 해요. 그렇게 하면 가려움이 덜 하다고 해요.

4) 느릅나무

춘유(春楡) 또는 가유(家楡)라고도 한다.
봄에 어린 싹은 식용하기도 한다.
한방에서는 껍질을 유피(楡皮)라는 약재로 쓰는데, 치습(治

濕)·이뇨(利尿)·소종독(消腫毒)의 효능(몸의 불필요한 수분을 제거하고 소변을 잘 나오게 하며 종기의 독을 삭히는 작용)이 있다.

느릅나무는 항염증작용이 있는 것으로도 알려져 있다(긁어서 상처가 많을 때 상처를 아물게 하는 데 좋다). 비교적 위장에 부담이 적다.

사용방법
1. 느릅나무의 속껍질을 벗겨서 찧으면 갈색의 끈끈한 상태로 된다. 이것을 빨긋빨긋한 염증 부위에 두껍게 펴 발라주고 붕대 등으로 감아서 단단하게 고정시킨다.
2. 껍질을 벗기고 남은 속나무를 물에 넣고 다려서 그 물을 하루에 3회 정도 복용한다.

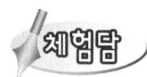

– 전 느릅나무로 차도 끓여 먹고 그 삶은 물로 목욕도 합니다. 제 경우에는 증세가 나빠지지 않았습니다. 오히려 그것 때문에 좋아진 것 같습니다.

– 느릅나무껍질을 우려서 드실 때 껍질을 너무 많이 넣지 마시고 밥공기의 1/3 정도의 양만 끓여서 복용하세요. 그리고 많이 우릴수록 물이 끈적거립니다.

– 물을 끓여서 보리차 대신 온 식구가 마시고 있습니다.

5) 어성초(약모밀)

잎이 메밀의 잎과 비슷한데 약용식물이므로 약모밀이라고 부른다. 꽃이 피기 전의 것을 이뇨제와 구충제로 사용한다. 잎을 짓찧어 종기가 난 곳이나 독충에 물린 곳에 사용한다.

한방에서 열을 내리고, 몸 안에 침투한 독기를 배출하는 데에 효능이 있는 약으로 분류하고 있다.

폐암이나 폐옹 등에 효과가 있으며, 열독이 쌓여서 오는 피부질환이나 장염 등에도 효과가 있는 것으로 알려져 있다.

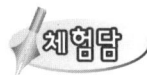

- 저는 물 대신 어성초 끓인 물을 넣어서 사용하기도 했어요.

- 저는 어성초를 1달째 먹고 있어요 그런데 헛구역질이 나고 속이 더부룩해요. 참고 먹어야 한다고 해서 먹기는 하지만, 제 몸과 잘 안 맞아서 그런지. 하지만 조금은 효과가 있는 것 같아요.

- 한약방에 가면 싸게 살 수 있어요.

- 저도 물 마시 듯 한동안 계속 먹었었는데 좋아진 것 같은데요. 제 경우는 좋았어요.

- 어성초가 특유의 냄새가 나잖아요. 비릿한 냄새가 나기도 하고 약한 파스냄새 같기도 하고. 그 냄새 때문에 먹을 때 헛구

역질이 나기도 해요. 물처럼 시원하게 마시니까 먹을 만 해요.
조금씩 조금씩 여러 번 나눠서 마시죠.

6) 삼백초

뿌리 · 잎 · 꽃이 흰색이기 때문에 삼백초라고 한다.

한방에서는 식물체 전체를 말려 몸이 붓고 소변이 잘 안
나올 때 사용한다. 각기 · 황달 · 간염 등에도 사용한다.

삼백초는 수분 대사를 활성화시키고 해독작용, 피를 맑게
하는 작용이 있다.

삼백초는 열을 내리고 독소를 배출하는 작용을 주로 하기
때문에 열이 있는 사람에게는 효과가 있지만, 몸이 냉한 사
람은 처음부터 부작용이 생길 경우가 많다.

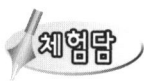

- 삼백초는 따뜻하게 마셔야 좋다고 하던데요.
- 항암과 성인병에 좋다고 합니다.
- 저 같은 경우는 피부가 굉장히 붉어지면서 갑자기 심하게
가려운 증상이 생기고 조금은 속이 쓰리기까지 한 경우였는
데, 삼백초를 열심히 끓여서 마신 후 신기할 정도로 피부가 깨

끗해졌습니다.

- 3일 정도 복용하자 안 나오던 진물이 다시 나오고 얼굴도 빨개지고 고민스럽습니다. 다른 분들도 드실 때 이러했는지 알려주세요. 다시 온몸에 오돌토돌한 것이 나고 진물도 나옵니다.

- 인진쑥만 사용하는 것보다 어성초와 삼백초를 함께 김을 쐬는 게 더 좋은 것 같아요.

- 어성초가 좋다고 해서 어성초, 삼백초를 혼합해서 집에서 끓여 먹고 많은 효과를 보았어요.

- 저는 삼백초를 농장에 가서 직접 사옵니다.

7) 티베트버섯

티베트버섯은 티베트 지방의 승려들이 환자 치료에 사용한 버섯이라고 하여 티베트버섯이라고 전해진다.

티베트 지역에 전통적으로 내려오는 유산균의 일종으로 박테리아와 효모와 균사의 공생제이다.

다시 말해서 버섯의 일종이 아니라 유기산생성균(유산균)의 일종으로 유산균의 효시라고 생각하면 된다.

이 균은 다른 균들과 같이 자라는 생장 특성을 가지고 있으며, 일반 시중에 유통되고 있는 유산균과는 다르다.

유리병 속의 우유에 점질상의 이 균을 넣고 상온에서 2~3일 정도 두면 균은 점차 자라 gelatinous(젤라틴 모양)를 형성하고, 생장하면서 점물질을 분비하여 우유는 겔상으로 떠먹는 요구르트처럼 발효된다.

맛은 먹기 거북할 정도로 매우 강한 신맛을 내므로 꿀, 설탕, 딸기쨈 등과 함께 먹기도 한다.

티베트버섯은 면역체계의 강화에 효능이 있다고 알려져 있다.

체험담

– 우유를 부어서 만든 것이어서 그런지 아토피에는 별로 효과가 없는 것 같고, 변비에는 매우 좋은 효과가 있는 것 같아요. 알레르기 유발은 없고요.

– 얼굴은 붉은 기운이 빠져서 정상으로 돌아왔고 목만 일부분이지만 아직 붉고 거칠며 조금 간지러운 정도인데 보습을 충분히 해주면 괜찮더라고요. 저녁이 되면 피부가 건조해져서 각질이 아주 조금씩 일어나기는 하는데 차차 줄어드는 느낌이 듭니다.

– 저는 몸은 깨끗한데 얼굴 부위에 아토피가 남아 있어요. 일 주일 먹고 나서 얘기하기는 그렇지만, 저도 근 20년간을 아토피에 시달려 왔어요. 어느 정도는 효과가 있는 것 같습니다.

– 처음에 이틀 정도까지는 배가 살살 아파서 화장실을 자주 들락날락 했어요. 이것이 이 버섯의 효과인지는 몰라도 소화

는 좀더 잘되는 것 같네요. 제가 위염을 앓고 있는데 지금은 위염도 많이 가라앉은 것 같고요.

– 우리 아이는 버섯을 복용한 지 2달이 되었습니다. 변도 잘 보게 되고 얼굴과 목의 피부가 너무 좋아졌어요.

– 조심하셔야 할 것은 관리를 잘못하시면 쉽게 상할 수 있습니다. 심하게 끈적거리고 노랗게 되면 상한 것입니다

– 10일 쉬는 것은 우리 몸의 면역력을 더욱 증진시켜 주기 위해서 그런 것이랍니다.

– 티베트버섯 기르기가 스트레스라는 분이 계신데요, 병으로 스트레스 받는 것에 비하면 아무것도 아니에요. 제 희망이라 생각하면 버섯 키우는 재미를 느껴요. 점점 자라기도 하고 병이 호전되는 것을 보면 대견스럽기도 하고. 애정을 쏟은 만큼 버섯은 되돌려 줄 거예요.

8) 인진쑥

국화과에 속한 다년생 초본식물로서 사철쑥(향이 거의 없다), 더위지기(향이 좋다), 비쑥 등을 말한다. 우리나라에서는 흔히 주로 더위지기를 사용한다. 인진(茵蔯)쑥은 눈 덮인 한겨울에도 자라는 생명력이 강한 야생초이다. 담즙 배설 촉진, 간 해독 및 독성물질 배설, 지방간 예방의 효능을 가지고 있다.

그러나 쑥과는 차이가 있다. 일반적으로 말하는 쑥은 애엽을 말한다. 애엽은 황해쑥을 말하며, 성질과 효능이 인진쑥과는 다르다. 주로 하복부를 따뜻하게 하는 작용을 하며 각종 부인과 질환에 사용한다. 뜸에 사용하는 것은 참쑥이다.

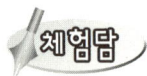

– 인진쑥은 해독작용을 한다고 들었어요.

– 인진쑥환이나 커피를 50g 정도 먹은 후에 몸에 나타나는 반응을 보세요. 쑥이나 커피를 마시면 몸이 가려워요.

– 시장에 가면 큰 봉투에 가득 든 인진쑥을 2,000원이면 살 수 있어요. 제가 얼마 전에 구입해 해봤는데, 남들은 다 하얗게 된다고 하던데 저는 오히려 더 벌개졌어요.

9) 갈근(칡뿌리, 葛根)

겉은 회백색의 섬유성이고, 맛이 좀 쓴 약재이다.

한방에서는 발한(發汗) · 해열 · 완하제(緩下劑)로서(땀을 나게 하고 열을 내리는 부드러운 설사제의 역할을 한다) 고열 · 두통 · 고혈압 · 심부전 · 설사 · 어깨가 결릴 때 사용된다.

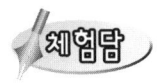

체험담

- 갈증이 날 때는 칡즙이 좋다고 하네요.

- 칡즙을 사용해보세요. 칡즙이 열을 떨어뜨리는데 좋다고 하던데요.

- 저는 그냥 마시는데 꿀을 타서 드셔도 됩니다. 처음으로 마시는 분들은 생수를 타서 좀 희석해서 드세요. 그러면서 차차 양을 늘려 가는 게 바른 방법이 아닐까요?

- 지금 약업사에서 파는 국산 한약재의 60%는 수입산이 국산으로 둔갑되어 팔리는 것이라고 합니다. 그리고 또 칡은 표백제로 씻는다고도 합니다. 그러니까 제일 좋은 방법은 칡을 덩어리로 사는 것입니다. 저도 그렇게 사서 사용하거든요. 시장에 가보면 칡을 덩어리로 팔아요. 작아도 무보다는 크고요. 집에서 무 자르듯 자르면 된다고 생각해서 그냥 들고 오면 손에 물집만 생깁니다. 파는 데서 잘라 달라고 하세요. 사온 칡을 물에 깨끗이 씻어서 껍질을 벗기고 깍두기처럼 썰어서 햇볕에 말린 후 차로 끓여 마시면 됩니다. 가격은 10,000원 정도만 주면 됩니다.

한 번 사면 약 2달 정도 먹을 수 있을 거예요. 칡은 덩어리로 사는 것이 좋을 것 같아요.

10) 탱 자

한방에서는 탱자나무의 어린 열매를 지실이라고 부른다. 파기(破氣), 행기(行氣) 작용(뭉친 기운을 소통시키는 작용)이 있어서 주로 위장질환에 사용한다. 서양 약리학적으로는 위장관평활근에 대해 일정한 흥분작용이 있어 위장의 운동, 수축 리듬을 증가시키는 것으로 알려져 있다.

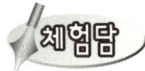

- 다른 것은 몰라도 제가 보기에 위가 약한 사람에게 좋다고 생각합니다. 저의 경우 자주 체하고 조금만 급히 먹어도 소화가 잘 안 됩니다. 배에 가스도 잘 차고요.

- 탱자도 마찬가지로 몸에 맞는 사람이 있고 안 맞는 사람이 있대요. 1달 정도 먹어서 좋아지지 않으면 끊어야 한다고 생각합니다. 그리고 탱자는 달여 먹기에는 맛이 좀 쓴 편이지만 병이 낫는다면 무슨 일이든 못 하겠습니까?

- 달여 먹을 경우 주전자에 한 주먹 정도 넣어 달여 먹으라고 하는데 처음부터 그러면 너무 써서 먹기가 힘들 거예요. 반주먹 정도 넣으세요. 목욕을 할 경우에 저는 충분히 우려낸 탱자물에 반신욕의 원리처럼 20분 정도 합니다. 처음에는 상처가 더 붉어지는 듯 했는데 시간이 지나면서 상처가 엷어졌습

니다. 저도 약을 끊을 당시는 얼굴, 귀에까지 진물이 났었는데 얼굴의 진물은 1~2주일 정도 지나니 없어졌고 귀에 진물도 자연히 좋아졌어요.

– 집에서 탱자 잎을 달여서 매일 마시는데, 가려움이 덜한 것 같아요.

11) 가시오가피

주로 뿌리와 껍질을 약재로 사용하는데 신경통, 관절염, 당뇨병에 사용된다. 강장제로도 이용되고 있다. 가시오가피는 면역력 강화효과가 있다. 특히 우리나라산 가시오가피는 인삼과 같이 세계 최고의 품질로 인정받고 있다.

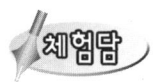

– 저는 가시오가피를 복용한 후 장이 좋아지고 변비가 점점 없어지는 것 같아요. 숙변도 보고요.

– 저희 아이들(8살, 9살)이 아토피 때문에 1달 정도 먹고 있습니다. 그런데 아직 이렇다 할 효과는 말씀드릴 게 없네요. 가시오가피는 협회에서 구입했습니다. 그곳의 말로는 6개월간 꾸준히 먹이고 유기농 채소 위주의 식사를 하고 가공식은 가

급적 피하라고 합니다.

　– 가시오가피는 태양인에게만 맞다고 한의사 선생님께서 말씀하시던데요.

　가짜 가시오가피도 주위에 많다고 합니다. 가시오가피가 피를 맑게 하고 간에 독을 해독시켜 준다고 해서 제가 직접 여러 경로로 알아보고 토종오가피를 구입해서 아이에게 정말 열심히 먹였었는데요. 아무리 좋은 약도 자기의 체질과 궁합이 맞아야 효과가 있다는 것을 꼭 명심하시고 먼저 체질부터 알아보셨으면 합니다.

　– 어쨌든 부신기능 회복에 좋기는 한가 봅니다.

12) 키토산

　갑각류에 함유되어 있는 키틴을 우리 몸이 흡수하기 쉽도록 가공한 새로운 물질이다.

　키토산(Chitosan)은 콜레스테롤을 내려주고, 항암 작용을 하며, 혈압 상승의 원인이 되는 염화물 이온을 체외로 배출시킴으로써 혈압 상승 억제 작용 및 장내의 유효 세균을 증식시키고 세포를 활성화시킨다. 그 밖에도 혈당 조절과 간 기능 개선 작용, 체내 중금속 및 오염 물질 배출 등의 효과가 있다.

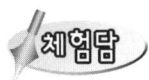

- 저는 중3 학생입니다. 올 봄에 키토산을 먹었어요. 어느 정도 효과는 보았지만 그렇게 뚜렷한 효과는 보지 못했어요.
- 키토산이 체질 개선에 도움을 준다고 해서 먹었더니 깨끗해진 것 같아요. 보습제도 충분히 발라 주면서 말이죠. 주위에도 키토산을 먹고 효과 보신 분들이 많아요.
- 저는 별로 좋은 것을 못 느꼈어요.

13) 올리브오일

올리브나무에서 추출한 식물성 기름이다. 지방산의 주성분은 불포화 지방산인 올레산으로 함량은 65~85% 정도이며, 포화지방산은 팔미트산이 주성분이다.

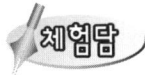

- 요리할 때도 식용유 대신 올리브오일로 요리하면 아토피 안들에게 더욱 좋다고 하니 사용하세요.
- 식물성 오일이 아토피에는 좋은 것 같아요.
- 피부가 건조하면 가려운데 올리브가 제일 잘 맞아요. 한번

써보세요. 할인 매장이나 수입품 판매점 같은 곳에 가면 엑스트라 버진이라고 있어요. 정제유 100%가 아니고요. 압착유 100%를 사세요.

14) 감잎차

감잎에는 비타민 C가 레몬의 17배, 귤의 37배, 사과보다 무려 300배나 많은 양이 함유되어 있다. 비타민 C 이외에도 비타민 E, 카로틴, 미네랄, 카데킨, 플라본계 물질을 함유하고 있다. 감잎에 함유되어 있는 비타민 C는 감기뿐만 아니라 괴혈병과 성인병 예방에도 좋다.

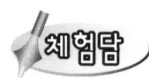

– 감잎차를 향기롭게 마시려면 물의 온도가 참 중요한 것 같아요. 너무 뜨거울 때 감잎을 넣으면 향이 잘 느껴지지 않고 차색깔도 갈색으로 변하더군요.

– 먹는 물은 생수나 정수된 물에 감잎차나 감식초를 섞어서 주세요. 비타민 C가 아주 풍부하고 피부 점막을 튼튼하게 해줍니다.

– 단식 때 꼭 하루에 한두 잔은 마십니다. 저는 이번에는 시

중에서 팩에 든 것을 구입해서 마시는데 예전에 집에서 직접 만들었던 것과 맛이 똑같더군요.

— 겨울에 생채식을 하려면 많이 차기 때문에 녹차와 감잎차를 상용합니다.

15) 검정콩

한국 사람의 식생활에서 가장 비중이 큰 단백질 공급원이다. 검정콩을 가공하여 두부 · 된장 · 간장 · 콩가루 · 과자 · 콩기름 등을 만들고, 콩기름을 다시 가공하여 인조 버터의 제조원료와 각종 공업 원료로도 쓰고 있다. 또 콩나물로 길러 먹기도 한다.

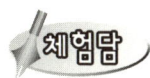

— 2~3달 전부터 검정콩 달인 물을 계속 마셨는데 그 때문인지 지금은 아무 약도 안 먹는 데도 조금 나아진 것 같아요.

물 1.5L(리터)를 끓인 후 검정콩(속이 초록인 것) 30알 정도를 넣고 5분간 더 끓여 보리차 마시듯 계속 마시는 거예요.

— 잡곡은 쌀, 현미, 차조, 흑미, 검정콩, 보리 등을 먹고 있습니다. 물론 잡곡 — 검정콩, 검정깨, 들깨 — 도 갈아서 미숫가

루처럼 물에 타 마시니 코 막힘이 좀 나아지던데요. 잡곡은 떡집에서 갈아줍니다.

– 저는 대두를 못 먹어서 콩나물, 두부도 못 먹습니다. 대신 검정콩으로 만든 흑두부를 먹습니다.

– 검정콩(그 중에도 약콩이 좋다고 합니다)과 감초를 잘 씻어서, 같은 비율로 넣고 그 전체 양의 2.5배 정도의 물을 넣습니다. 그리고 두 시간 정도 푹 끓입니다.

가능하면 김이 달아나지 않도록 주의하세요. 하루에 수시로 물 대신 드세요. 저는 많이 마실 때는 1.5L 정도 마십니다. 지금도 1L 정도는 마시는 것 같습니다.

식사 후 바로 드시는 것은 피하세요. 소화를 시키고 드세요. 참, 콩물은 냉장고에 보관해도 하루 반 정도 지나면 쉬기 시작해요. 하루에 마실 만큼만 끓여서 꼭 드세요.

16) 율 무

종자를 의이인(薏苡仁)이라고 하는데, 차로 해서 먹기도 한다. 이뇨 · 진통 · 진경(鎭痙) · 강장(强壯) 작용이 있으므로 부종 · 신경통 · 류머티즘 · 방광결석 등에 사용된다.

특히 피부에 생기는 사마귀를 없애주는 효과가 있으며, 진물이 심하게 날 때 사용하면 피부 보습을 유지하면서 멈추게 하는 효과가 있다.

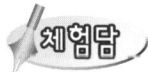

— 이뇨작용에 탁월한 식품들이 오이, 율무, 호박입니다. 오이는 갈아서, 율무는 차로, 호박은 죽으로 드셔 보세요.

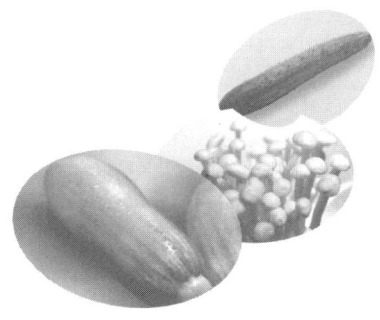

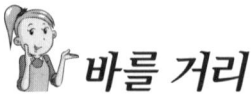 바를 거리

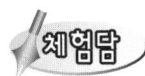

1) 돼지기름

돼지기름[猪油]은 한방에서 피부연고의 기본 성분으로 쓰이고 있으며 피부의 보습력을 높이는 효과가 있는 것으로 알려져 있다.

체험담

- 감초를 넣는다고들 하더군요. 감초를 넣으면 진정효과가 더 커진대요. 그리고 바르면 냄새가 거의 안 나요. 우리 아이도 바르는데 바를 때만 냄새가 좀 나는 듯 하더니만 그 뒤로는 별로 안 나더라고요.

- 밤잎과 돼지기름 이야기를 듣고는 해보았어요. 2주일 정도 했는데 지금은 자다가 한 번도 깨는 일 없이 잘 자고 자다가 많이 긁지도 않아요. 물론 눈에 띄게 나아지지는 않았지만 밤에 잘 자는 것만으로도 저는 요즘 행복해요.

- 돼지비계는 정육점에 가서 달라고 하면 그냥 얻을 수 있어요. 돼지비계 한 주먹 정도에 비계의 3~4배 되는 물을 붓고

강한 불에서 물이 1/3로 줄어들 때까지 졸여서 식힌 후 그 물을 냉장고에 넣어 두세요. 그리고 한참 후에 꺼내어 보면 하얀 기름띠가 생깁니다. 기름띠 밑에 있는 물은 버리고 그 기름띠를 연고처럼 수시로 발라 주면 됩니다. 자주 발라 주면 2~3주일 정도면 효과를 보시게 될 것입니다.

  – 정육점에서 돼지비계를 구해서(우리 동네 정육점에서는 그냥 주던데요) 물을 적당히 붓고 한참 끓이면 기름이 둥둥 떠요. 좀 오래 졸여야 합니다. 다음에 식혀서 냉장고에 넣어 두면 기름이 굳지요. 그러면 물을 따라 버리고, 기름만 걷어 모아 두면 됩니다.

2) 율 무

  종자를 의이인(薏苡仁)이라고 하는데, 차로 해서 먹기도 한다. 이뇨 · 진통 · 진경(鎭痙) · 강장(强壯) 작용이 있으므로 부종 · 신경통 · 류머티즘 · 방광결석 등에 사용된다.
  특히 피부에 생기는 사마귀를 없애주는 효과가 있으며, 진물이 심하게 날 때 사용하면 피부 보습을 유지하면서 멈추게 하는 효과가 있다.

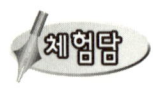

- 저는 율무, 녹두 가루에 꿀을 섞어 걸쭉하게 만든 것을 200mL 우유에 넣어 흔들고 나서 몸에 마사지해요. 5분 정도 지난 후 깨끗이 헹구면 보습제를 안 발라도 몸이 보들보들해집니다. 저는 보습제를 바르면 더 간지럽거든요.

- 저는 경동시장에서 산 율무와 탱자를 2 : 1 비율로 끊여서 식힌 물을 얼굴에 자주 발라 주고 있어요. 여러분도 한번 해보시는 게 좋을 것 같아서 추천합니다. 주의할 점은 절대 환부에 자극을 주면 안 됩니다. 특히 얼굴은 건조해지지 않도록 주의해야 합니다.

- 태음인에게는 율무가 좋다고 해서 율무팩을 2번 했습니다. 탈스기간이라서 조심스럽게 팔과 목, 턱, 가슴, 배부분에 했는데 하고 나서 피부가 좀 부드러워짐을 느꼈습니다. 그래도 가려움은 별로 없어지지 않더군요.

- 율무는 태음인이 진무름이 심할 때 사용하는 팩입니다. 물론 율무 한 가지만을 사용하는 것보다는 꿀과 같이 사용해야 합니다. 물론 소주도 같이 사용해야 합니다.

- 꿀과 소주, 율무가루, 오일을 섞어 팩을 하고 자는데, 피부가 너무 매끈해지고 과거보다 훨씬 덜 긁게 돼요. 특히 목 부위를.

- 얼굴이 심한 태음인 아토피안이신 분 중 율무팩 해보신 분 있으세요? 제가 특히 얼굴이 불타는 감자인데요, 율무를 푹 삶

아서 풀처럼 해서 팩을 해보았는데 붉은 기운이 많이 가시더군요. 저는 율무만을 사용해 팩을 한 상태로 1시간 가량 잡니다. 마르면 씻어 내기가 좀 힘들지만 저는 목욕 중간에 팩을 해서 욕탕에서 씻어 냅니다. 그게 귀찮으면 랩을 덮으면 덜 건조됩니다.

3) 감잎차

감잎에는 비타민 C가 레몬의 17배, 귤의 37배, 사과보다 무려 300배나 많은 양이 함유되어 있다. 비타민 C 이외에도 비타민 E, 카로틴, 미네랄, 카데킨, 플라본계 물질을 함유하고 있다. 감잎에 함유되어 있는 비타민 C는 감기뿐만 아니라 괴혈병과 성인병 예방에도 좋다.

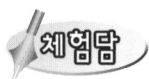

－ 천연로션을 만들어 바르세요. 감잎차 5숟가락 정도, 같은 비율의 식용 올리브유(저는 마침 집에 있던 동백기름을 사용합니다만 효과는 비슷할 것입니다)를 섞어서 목욕 후, 세수 후 발라 줍니다. 그리고 자기 전에 심한 곳을 한 번 더 발라 줍니다. 제가 써본 어떤 보습제보다도 좋고, 발진을 진정시키는 효과까

지 있습니다.

  - 심하게 가려우면 시중에서 파는 감잎차를 사서 진하게 우려낸 후 화장솜에 적셔 톡톡 쳐주세요. 그 다음 죽염을 약간 짭짤할 정도로 타서 화장솜에 묻혀 톡톡 두드려주면 됩니다. 우리 아이는 효과 만점이었습니다.

  - 소금물로 목욕시키고 감잎차 유제로 보습시키고 이렇게 한 일 주일 되니까 헐었던 부위는 살이 올라와 괜찮은데 주위가 좀 거칠고 울긋불긋합니다.

  - 우선 감잎차를 우려냅니다. 우려낸 감잎차 100g에 죽염 0.85g을 넣어 만든 죽염수로 아이 입안을 여러 번 헹구어 줍니다. 소독한 면봉에 감잎차 죽염수를 충분히 적셔 입안을 헹구어 줘도 좋습니다. 다음 단계로 생수에 죽염을 넣어 섞으면서 더 이상 녹지 않을 때까지 죽염을 녹여서 만든 포화죽염수로 아이 입안을 헹구어 줍니다. 0.85%의 감잎차 죽염수로 헹군 뒤 포화죽염수를 써야 상처 부위가 덜 아픕니다. 포화죽염수로 소독한 뒤 상처 부위에 꿀을 발라 줍니다. 꿀은 100% 순도의 자연산 꿀을 바르는 것이 효과가 빠릅니다. 무작정 꿀을 바르면 아프지만 죽염수 소독을 한 뒤에 꿀을 바르면 견딜 만합니다.

4) 올리브오일

올리브나무에서 추출한 식물성 기름이다. 지방산의 주성분은 불포화 지방산인 올레산으로 함량은 65~85% 정도이며, 포화지방산은 팔미트산이 주성분이다.

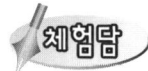

- 발라봤는데 좋던데요. 끈적임도 생각보다 적고, 무엇보다 시원한 느낌이 들었습니다. 저는 가려울 때도 가끔 바르는데 가려움도 완화시켜 주는 것 같아요.

- 피부가 건조하면 가려운데, 올리브가 제일 잘 맞아요.

- 저는 병원에서 처방해 준 올리브오일과 푸란코 로션을 5 : 5 비율로 섞어 바르고 있어요. 그것을 바르니 상태가 좀 좋아지더라고요.

- 병원에서 목욕 후 바르라고 오일을 주었는데, 올리브오일과 알코올을 혼합한 것입니다. 목욕 후 바르면 따끔따끔하면서도 시원합니다. 요즘 운동을 한 후 날마다 샤워를 하는데, 이것을 바르면 건조해지지도 않아서 좋아요.

- 지금 진물이 많이 나서 진물세안법으로 올리브오일을 세안 후에 발라 줍니다. 저에게는 자극적이지 않고 어떤 보습제보다도 좋습니다.

5) 도꼬마리(창이자)

국화과의 일년초이다. 열매에는 갈고리 모양의 가시가 있어 물체에 닿으면 잘 달라붙는 성질이 있다. 창이자(蒼耳子)는 도꼬마리의 열매를 말린 것이며, 한방에서는 이것을 가려움증·옴·버짐에 사용한다. 도꼬마리 생즙을 바르거나 달인 물로 환부를 씻는 요법을 사용한다.

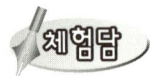

 - 도꼬마리풀을 달인 물로 상처 부위를 씻어준 다음 스테로이드가 들어 있지 않은 보습제 종류를 바릅니다. 붓기가 조금 가라앉았습니다.

가격이 싼 편이니 한번 끓여서 상처 부위를 닦아보세요.

 - 도꼬마리 이야기를 우연히 듣고 나서 집 근처에서 풀을 베어다가 즙을 냈습니다. 즙을 내면 한약같이 되는데 전신에 발라 봤습니다(저는 32살로 어른이 되면서 온몸과 얼굴에 아토피가 매우 심해진 경우입니다). 얼굴에는 바르지 않았고 목욕 후에 방에 신문지를 깔고 몸에 바릅니다. 자극이 상당히 심해서(제 피부가 많이 헐어서 그럴 지도 모르지만 많이 따갑습니다) 약 15~20분간은 고통스럽습니다. 바르고 나면 바로 가려움증이 덜해집니다. 다음날 아침이면 피부는 증세가 호전되었구나 하고 느

껴질 정도입니다.

 - 제가 어렸을 때 누가 해보라고 해서 도꼬마리를 삶은 물로 목욕을 했어요. 저는 열매를 달여서 그 물로 목욕했는데 불행히도 더 심해졌어요.

 그런데 궁금한 것은 얼마 전에 루이보스티를 처음으로 먹어 보았는데 어디서 많이 맡아본 향기다 싶었는데 도꼬마리를 달인 물 냄새 같아요. 그렇다면 효능이 있는지도 모르죠.

6) 동백유

이 기름은 방치해 두어도 증발하는 일이 거의 없고, 비중은 약 0.916으로 물과 비슷하다.
동백유의 주성분은 올레산(酸)이다.
피부가 건조하거나 각질로 인한 가려움, 피부에 영양이 부족한 경우에 사용한다.

 - 너무 건조하다 싶으면 며칠 전부터는 동백유가 아토피에 좋다고 해서 동백유를 사서 팔부분에 집중적으로 바릅니다. 그러면 하루쯤은 괜찮거든요.

－ 동백유가 주 성분인 스프레이드 타입의 일본 제품인 아토피코의 워터로션을 바릅니다.

－ 아토피코오일(100%)은 염증이 심한 곳에는 오히려 자극이 될 수 있어 피하라고 책에 나와 있습니다. 실제로도 써보니 그런 경향이 있더군요.

－ 사용해보니 보습력은 뛰어난 편이 아니라서 일단 부작용만 없다면 수시로 발라 주는 것이 좋을 것 같아요. 제가 알기로는 예전이나 요즘이나 참 귀한 것이라고 했는데 요즘 시판되는 보습제 중에서 아토피코와 보령 아토피스에서도 동백기름 원액을 팔고 있어요. 그런데 값이 너무 비싸요.

－ 몸에 좀 발라 봤는데 제가 김이 된 기분이었습니다. 냄새가 이렇게 고소할 수가.

7) 알로에

알로에는 '쓰다', '빛나다'라는 의미를 가진 식물이다. 현재 우리나라에 들어와 널리 알려진 약용알로에로는 베라, 사포나리아, 아보레센스 세 가지가 있다.
찬 성질을 가졌기 때문에 속이 냉한 사람이 먹는 것은 좋지 않다.

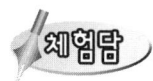

- 알로에는 주로 아보레센스와 베라가 사용되는데, 베라는 잎이 아주 크고(팔뚝만 하다) 부작용이 없는 듯합니다. 그래서 대리점에 문의했더니 아보레센스는 민감성 피부에 사용할 때는 주의하라고 하더군요.

- 알로에가 차가운 성질의 것이어서 몸이 냉한 사람한테는 더 안 좋을 수도 있습니다.

- 알로에는 화상과 상처에 피부 재생 효과가 좋다고 알려져 있습니다. 특히 햇볕에 화상을 입은 경우 진정효과가 뛰어납니다.

- 요즘 한약을 먹으면서 알로에가 좋다고 해서 알로에를 바르고 있습니다. 알로에가 로션같이 용기에 들어 있고 젤같이 투명하거든요. 그런데 원래 알로에가 따가운가요? 얼굴이랑 목이 증세가 심해서 많이 바르고 몸에도 가끔 바르는데 견디기 힘들 만큼 따갑습니다.

- 알로에는 좀 진정된 후 사용하세요.

- 알레르기 반응만 없다면 이용하는데, 민감한 팔쪽 부분에 발라서 테스트해 보고 써보면 되겠습니다.

- 진물이 나는 곳에는 발라 봤자 더 가렵기만 한 것 같아요. 진물이 한풀 가라앉은 후에 바르는 것이 더 나을 듯 합니다.

- 이 검어진 피부는 어떻게 해야 할지. 슬프고 우울합니다.

8) 국화

국화꽃은 간장을 보호하고 눈을 밝게 하며, 머리를 맑게 하는 데 효과가 뛰어나다.

특히 신경을 많이 쓰는 정신근로자나 학생, 눈을 많이 쓰는 직업에 종사하는 사람들에게 좋다. 그 밖에도 습기 때문에 뼈마디가 저리고 쑤시는 습비(濕痺), 잇몸이 붓고 고름이 나며 몹시 아픈 풍열(風熱)에도 좋다. 또한 위와 장을 안정시킬 뿐만 아니라, 오랫동안 마시게 되면 혈기를 이롭게 하고 몸이 가벼워지는 효능이 있다.

국화차 = 꽃잎을 따서 그늘에 말려 두었다가 꿀에 버무려 오지그릇에 넣고 3~4주일간 밀봉해 둔다. 차를 만들어 마실 때는 2~3숟가락의 분량을 물에 넣고 끓인 다음 고운 체로 꽃잎을 걸러 내고 그 물을 마신다.

체험담

- 꽃잎 말린 것을 얼굴에 바를 정도의 양만 끓여서 깨끗한 거즈에 적셔 살짝살짝 두드려 줍니다. 말리고 또 적셔주고를 반복합니다. 들국화물로 세수를 하는 것은 안 좋다고 합니다. 그리고 물이 눈에 들어가면 눈꼽이 많이 끼더라고요. 깨끗한 거즈에 들국화물을 적셔 사용하는 것이 좋은 것 같아요. 들국화차도 좋데요.

9) 인진쑥

국화과에 속한 다년생 초본식물로서 사철쑥(향이 거의 없다), 더위지기(향이 좋다), 비쑥 등을 말한다. 우리나라에서는 흔히 주로 더위지기를 사용한다. 인진(茵蔯)쑥은 눈 덮인 한겨울에도 자라는 생명력이 강한 야생초이다. 담즙 배설 촉진, 간 해독 및 독성물질 배설, 지방간 예방의 효능을 가지고 있다.

그러나 쑥과는 차이가 있다. 일반적으로 말하는 쑥은 애엽을 말한다. 애엽은 황해쑥을 말하며, 성질과 효능이 인진쑥과는 다르다. 주로 하복부를 따뜻하게 하는 작용을 하며 각종 부인과 질환에 사용한다. 뜸에 사용하는 것은 참쑥이다.

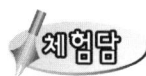

– 쑥은 피부가 가려울 때 우선 사용할 수 있습니다. 가려움증이 심하면 쑥을 식초에 담가 두었다가 가려운 부위에 바릅니다. 또 쑥을 달인 물을 발라 줍니다.

– 건강한 피부도 쑥김을 쐬면 좋은데 아토피는 더 좋더군요. 물론 인진쑥으로 했습니다.

– 인진쑥 김을 한 번 쐬보세요. 얼굴이 덜 빨개집니다. 각질에도 효과가 있고요. 저는 효과를 봤거든요.

– 인진쑥으로 찜질하니까 정말 괜찮아지더라고요. 지금 3일

째인데 얼굴에 붓기가 거의 빠지고, 양쪽 볼만 빼고는 자국만 남았어요. 지금은 얼굴만 당기는 상태입니다. 입술 주위에 각질이 좀 있네요.

　－ 쑥김을 쐬었는데 인진쑥이 아니라 약쑥으로 해서 그런가요? 각질은 없어졌지만 얼굴이 매우 붉고, 가렵기도 합니다. 그런데 무엇보다 너무 아파요. 뜨거운 김을 너무 오래 쐬서 그런가요?

　－ 저는 인진쑥을 사용한 지 이틀되었어요. 얼굴이 예전과 다를 바 없이 깨끗해졌답니다.

　－ 냄비에 인진쑥과 물을 넣고 팔팔 끓인 후 거기서 나오는 김을 얼굴에 쐬면 되요.

　－ 진물이 날 때 애엽가루와 꿀을 섞어서 바른 후 붕대로 감아두면 치료가 잘되더군요.

10) 키토산

　갑각류에 함유되어 있는 키틴을 우리 몸이 흡수하기 쉽도록 가공한 새로운 물질이다.

　키토산(Chitosan)은 콜레스테롤을 내려주고, 항암 작용을 하며, 혈압 상승의 원인이 되는 염화물 이온을 체외로 배출시킴으로써 혈압 상승 억제 작용 및 장내의 유효 세균을 증식시키고 세포를 활성화시킨다. 그 밖에도 혈당 조절과 간

기능 개선 작용, 체내 중금속 및 오염 물질 배출 등의 효과가 있다.

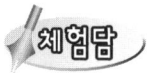

― 저도 먹는 키토산 올리고 100% 캡셀 중 하나를 1/3 정도 물에 개어(밤에 갑자기 증류수가 없어 먹는 생수를 사용했어요) 붉어진 얼굴 여기저기에 발랐어요. 어제 새로 생긴 붉은 곳은 키토산가루 때문인지 싹 가라앉았네요.

― 키토산을 먹이지 말고 물에 희석시켜 발라 주라고 해서 증류수에 희석시켜 발라 주고 있습니다.

11) 느릅나무

춘유(春榆) 또는 가유(家榆)라고도 한다. 봄에 어린 싹은 식용하기도 한다. 한방에서는 껍질을 유피(榆皮)라는 약재로 쓰는데, 치습(治濕)·이뇨(利尿)·소종독(消腫毒)의 효능(몸의 불필요한 수분을 제거하고 소변을 잘 나오게 하며 종기의 독을 삭히는 작용)이 있다. 느릅나무는 항염증작용이 있는 것으로도 알려져 있다(긁어서 상처가 많을 때 상처를 아물게 하는 데 좋다). 비교적 위장에 부담이 적다.

사용방법
1. 느릅나무의 속껍질을 벗겨서 찧으면 갈색의 끈끈한 상태로 된다. 이것을 빨긋빨긋한 염증 부위에 두껍게 펴 발라주고 붕대 등으로 감아서 단단하게 고정시킨다.
2. 껍질을 벗기고 남은 속나무를 물에 넣고 다려서 그 물을 하루에 3회 정도 복용한다.

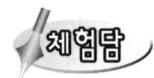

- 저는 느릅나무로 차도 끓여 먹고 목욕도 합니다. 제 경우에는 나빠지지 않았습니다. 오히려 그것 때문에 좋아진 기분입니다.

- 느릅나무를 붙인 지 열흘쯤 되어 가고 나무 달인 물을 먹인 지는 사나흘쯤 되는 지금, 진물이 나는 곳은 한 곳도 없고 염증이 거의 다 가라앉고 약간 발긋발긋하게 딱지가 앉은 부위들이 조금씩 남아 있는 상태입니다.

- 느릅나무 껍질을 달여서 조금씩 바르고 있죠. 좀 진하게 달이면 끈적끈적합니다. 그리고 바르면 따끔거립니다. 염증을 억제하는 작용이 강하다고 하는데, 아직은 잘 모르겠고 보습작용은 매우 강하더군요. 아침에 바르면 저녁까지 피부가 부드럽습니다.

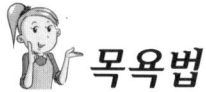 **목욕법**

1) 냉·온습포

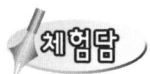

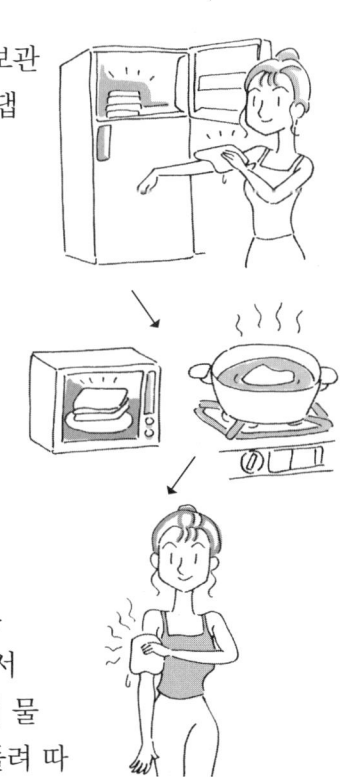

- 물수건을 냉장고에 차갑게 여러 장 보관을 해두었다가 가려운 부위에 펴서 갖다 댑니다.

물수건이 따뜻해지면 전자 레인지에 넣고 1분 정도 돌리거나 뜨거운 물에 데워서 따뜻해진 물수건을 다시 그 자리에 덮어 주기를 3~4회 반복하면 매우 좋습니다.

- 피부의 차갑고 뜨거운 자극이 가려움을 식혀줄 뿐만 아니라 모공도 운동시켜 줄 수 있어 피부의 보습 유지에도 매우 좋습니다.

- 목에 증상이 심한 분들은 밤에 냉·온욕 하고 잠자려고 할 때 목을 얼음찜질해서 최대한 차게 한 후에, 수건을 물에 적셔서 물기가 조금 남게 한 다음 전자 레인지에 돌려 따

끈하게 만들어서 목에 감고 그 위에 마른 수건을 감싸서 주위에 물기가 안 배이도록 합니다. 그리고 겉에 마른 수건을 다시 두르면 물수건이 쉽게 식지 않습니다.

2) 냉·온욕

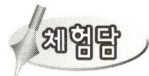

  - 제 경험상 실시 시간을 정확하게 지키는 것보다는 자기 몸에 맞춰서 하는 것이 효과가 큽니다. 일단 최대한의 효과를 보려면 찬물은 얼음장같이 차가운 물이 좋습니다. 더운물은 느끼기에 뜨겁다라는 느낌이 오는 물을 이용하는 것이 효과가 좋습니다.

  - 전 처음에는 일일이 횟수를 세가면서 했지만 지금은 시간을 맞춰가면서 합니다. 평일에는 2시간 정도, 토요일이나 연휴에는 4시간 정도 합니다.

  - 얼굴 냉온의 효과는 자신만이 알죠! 그리고 저는 얼굴 냉온의 의미가 보통 사람들이 아침에 세수하는 것과 같아요. 그래도 그냥 세수하는 것보다는 냉온으로 세수하는 것이 10배는 좋은 것 같아요. 밤에도 긁는 것이 무서우면 냉온을 하고 주무세요. 저는 냉온을 하고 자면 깨끗합니다. 긁는다 해도 상처날 정도로는 긁지 않으니 안심하고 잘 수 있답니다.

  - 냉·온욕하는 피부가 너무 거칠어서요 많이 당기고 푸석

푹석 하답니다.

- 절대로 보습제를 쓰지 마세요. 냉·온욕을 하면 닫혀 있던 땀구멍이 열리게 되어 노폐물이 다 빠져나오는데 보습제를 바르면 보습제의 주 성분이 오일이기 때문에 오히려 땀구멍을 막아 냉·온욕한 것이 헛수고가 됩니다. 저도 처음에는 보습제를 바르다가 이제는 안 발라요.

- 냉·온욕한 뒤로 제 얼굴의 피부가 건조한 지 마른땅이 갈라지듯 쫙쫙 갈라지네요.

- 처음에 나타나는 현상입니다. 며칠만 참으면 점점 부드러워집니다. 믿으세요. 중요한 것은 하루에 여러 번 자주 할수록 효과는 바로 나타난다는 사실입니다.

- 냉·온욕을 하면 생각지 못했던 부분에서 증상이 나타나기도 합니다. 왜냐하면 그 부분은 언젠가는 고생할 부분이란 뜻입니다. 한동안 증상이 심해지는 듯하지만 곧 나아집니다.

- 그런데 냉·온욕은 장기적인 것입니다. 냉·온욕하고 며칠 동안은 보통 확 뒤집어지죠. 이것도 개인차가 있고요. 냉온으로 효과를 보려면 약 3개월 정도 꾸준히 해야 될 것 같네요.

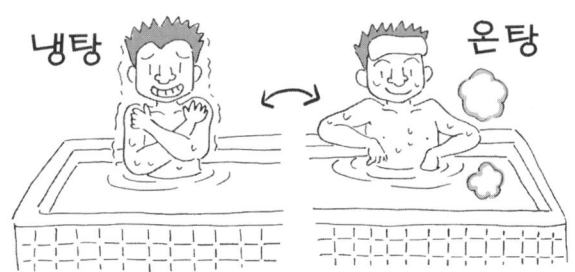

– 저는 온탕부터 해서 '온·냉욕'으로 합니다. 전에는 추워서 움직일 수가 없었는데 오늘은 물장구 치면서 놀았지요. 그리고 냉탕에서 온탕으로 옮겨갈 때도 이제는 별로 따갑다는 느낌도 안 듭니다. 빨갛게 부풀어 있던 피부도 가라앉아서 이제는 각질만 아주 조금 남았습니다. 저는 온욕이 몸에 맞는 것 같습니다. 냉·온욕을 했을 때 보습제를 안 바르면 각질이 일어나고 당기는 게 너무 심하더니 온·냉욕을 하니까 보습제를 안 발라도 괜찮을 정도예요.

3) 풍 욕

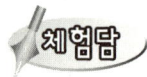

– 풍욕은 부작용이 있을 수 없는 운동입니다. 풍욕의 원리가 몸의 자연치유력을 높여주는 것이므로 몸이 그때의 상태에 따라 풍욕을 알뜰살뜰 쓸 것입니다. 열이 날 때는 열을 내리기 위해 산소를 쓸 것이며, 피곤할 때는 간을 대신해 피부가 일을 할 것이므로 우리는 그저 바람에 몸을 내맡기어 마음을 편히 갖고 있으면 될 일입니다.

– 명현반응은 몸에 작은 물집들이 생겨 온몸에 퍼지기도 하는데 1~2달이 지나면 가라앉아요. 또는 미열이 나기도 하고 변의 모양이나 색이 바뀌기도 하니 잘 살펴 아이를 돌봐야겠죠.

- 낮에 풍욕을 하면 아무렇지도 않은데 아침, 밤에는 좀 썰렁한 느낌이 있습니다. 조언 부탁드립니다.

- 한두 번 하면 그래요. 5번 이상 해보세요. 조금 안 좋아져도 곧 나아져요.

- 풍욕은 어떻게 하며 어떤 효과가 있나요? 나이가 14살인데 효과를 볼 수 있을까요?

- 나이와 상관이 없습니다.

- 풍욕할 때는 옷을 벗어야 합니다. 공기와 접하는 부분이 많도록 하는 것이 좋지요.

- 될 수 있으면 아이와 즐기듯이 하세요. 엄마와 둘이서 옷을 모두 벗고 춤추며 재미있게 하면 아이가 좋아하지 않을까요. 아이가 힘들어하면 억지로 시키지 않는 것도 잊지 마시고요.

4) 염소 제거기와 연수기

염소는 상온에서 황록색 기체로 심한 자극적 냄새가 나며, 점막을 손상시켜 냄새를 맡을 경우 질식할 위험이 있다. 염소수는 염소 냄새가 나며, 표백작용이 있다. 산화제·표백제·살균제·소독제 등으로도 사용된다. 우리가 사용하는 수돗물에 너무 많이 사용되어 피부에 악영향을 끼치고 있다는 보고가 있다.

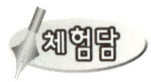

　- 염소 제거기는 수돗물을 소독할 때 넣는 염소를 제거해 줍니다.

　- 연수기는 경수를 연수로 바꿔 줍니다. 다시 말해 수돗물 속의 중금속과 이물질을 제거해 줍니다.

　- 아토피에는 연수기보다는 염소 제거기가 좋다고 하더군요. 그래서 전 아토피숍에서 파는 염소 제거기를 구입해 사용하고 있습니다. 특별히 좋아진 것은 없지만 그래도 수돗물에서 나는 소독약 같은 안 좋은 냄새는 안 나서 좋네요.

　- 지금 연수기와 염소 제거기를 함께 사용하고 있습니다. 같이 사용하면 필터를 자주 청소해 줘야 된다는 단점이 있지만 처음에는 비용 때문에 염소 제거기만 사용했는데 안 따갑고 우선 물이 좀 덜 억세더라고요. 그러다가 연수기를 사서 같이 사용하는데 정말 물이 많이 부드럽고 부분 태선화된 부위에 딱지가 앉으면서 자연스럽게 각질처럼 떨어져 나갑니다.

　- 염소 제거기는 특히 간밤에 가려워서 긁은 부위의 진물나는 데에 고통을 줄여 줘서 너무 좋아요.

　- 저는 연수기는 너무 비싸서 염소 제거기만 씁니다. 예전에는 얼굴에 홍조가 많았었는데 운동하고 나서 염소 제거기로 20분간 사우나(목욕)를 하니 홍조도 많이 없어지고 각질도 눈에 띄게 줄었습니다.

　- 아쿠아뷰티는 일본 제품이고, 스프라이트는 미국 제품이

라고 하더군요.

　- 저도 아토피숍에서 염소 제거기를 구입했었습니다. 심리적 요인 때문에 그런지 샤워기에 달고 사용해 보니 훨씬 덜 따갑더라고요. 그런데 일 주일 정도 쓰다보니 효과를 모르겠습니다. 수압도 낮아져서 좀 갑갑하구요.

　- 저는 상처 났을 때 사용해 보니 좋던데요. 물론 전혀 안 따가운 것은 아니지만 그냥 물로 하기보다는 정말 좋았습니다. 지금도 후회는 안 해요.

　- 스프라이트 미제와 국내 벤처기업에서 만드는 염소 제거기가 있는데 전자는 85,000원이고 소형이며 후자는 180,000원이고 대형입니다.

5) 창포

　우리의 조상들은 단옷날 창포를 끓인 물로 머리를 감고 목욕을 하는 풍습이 있었다. 한방에서는 건위(健胃)·진경(鎭痙)·거담(祛痰) 등에(위를 좋게 하고 경련을 진정시키며 가래를 삭히는 효능) 효능이 있어 약재로 이용한다.

　창포는 뿌리를 소화불량·설사·기관지염 등에 사용한다.

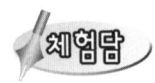

− 얼마 전에 생그린에서 창포샴푸를 주문해서 쓰고 있습니다. 기분 탓인지 머리도 안 가렵고, 안 가려우니까 손이 덜 가서 딱지 뜯는 일도 자주 안 하는 것 같아요. 그런데 그 샴푸의 안 좋은 점이 머리카락이 푸석푸석하다는 거예요. 꼭 비누로 머리 감은 것같이 그렇게 뻣뻣하더군요.

일반인들이 쓰기에는 별로일 것 같아요. 하여간 머리에 딱지가 앉고 가려운 분들은 한 번 써보세요. 가격은 8,000원인가 해요.

− 여름에서 겨울 사이에 채취한 창포의 생잎을 썰어서 수건을 반으로 접어서 만든 자루에 1/5 가량 넣고 1.8L의 물에 달여 가루와 함께 욕조에 넣고 목욕하면 좋습니다.

− 수건을 반으로 접어서 자루처럼 만든 다음 잘게 썬 창포잎을 넣고 끓인 물을 욕조에 풀어 목욕합니다.

6) 금은화

금은화에는 항생작용, 콜레스테롤의 흡수를 떨어뜨려 혈지를 낮추는 작용, 백혈구의 활동을 촉진시켜 면역력을 강화시키는 작용, 해열과 소염작용(열을 내리고 염증을 삭히는 작용) 등이 있다. 비위 기능이 약해서 속이 찬 환자는 사용하면 안 된다.

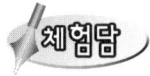

– 금은화, 익모초, 사상자 등을 이용한 목욕재제를 함께 쓰면 빠른 치료 효과를 얻을 수 있다고 합니다.

– 황금이나 부평초가 피부의 열을 식히고 다른 약의 효과를 피부로 끌어주는 효과가 있습니다. 하지만 대부분 피를 맑게 해주고 열을 식혀주는 다른 약재들과 함께 처방을 했을 때 효과를 보는 것으로 알고 있습니다. 한 번 사용으로 피부에 외용으로 직접 사용하려면 익모초, 금은화, 고삼 등이 개인적으로는 더 낫다고 보는데 참고하십시오.

– 기본적으로 체질에 따른 팩과 목욕요법에 사용될 수 있는 약재를 알려 드린다면 태음인의 경우라면 칡, 황금, 백지, 무즙, 꿀, 율무, 행인, 도라지, 대황, 녹용, 사향 등을 사용하실 수 있습니다.

소음인의 경우라면 황토 · 황기 · 금은화 · 지실 · 꿀 · 유황 · 유향 · 용뇌 등, 태양인의 경우라면 포도즙 · 모과 · 오가피 · 죽여 · 옥 · 고디 등, 소양인의 경우라면 알로에 · 황련 · 백반 · 치자 · 생지황 · 석고 · 활석 · 오이 · 우유 등의 다양한 약물들이 팩이나 목욕재료로 활용될 수 있습니다.

7) 가시오가피

주로 뿌리와 껍질을 약재로 사용하는데 신경통, 관절염, 당뇨병에 사용된다. 강장제로도 이용되고 있다. 가시오가피는 면역력 강화효과가 있다. 특히 우리나라산 가시오가피는 인삼과 같이 세계 최고의 품질로 인정받고 있다.

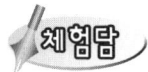

 - 오가피 비누는 일단 향은 한약 냄새가 납니다. 얼굴에 사용해 보았는데요 이렇게 부들부들하고 좋을 수가 없습니다. 〈농협〉에서도 곧 판매할 것이라고 합니다.

피부가 정말 부드럽습니다. 비싼, 일본 효모화장품을 사용했을 때보다 한층 더 부드러운 것 같아요.

 - 저는 가시오가피를 사용했더니 장이 좋아지고 변비가 점점 없어지는 것 같아요. 숙변도 보고요.

8) 탱 자

한방에서는 탱자나무의 어린 열매를 지실이라고 부른다. 파기(破氣), 행기(行氣) 작용(뭉친 기운을 소통시키는 작용)이

있어서 주로 위장질환에 사용한다. 서양 약리학적으로는 위
장관평활근에 대해 일정한 흥분작용이 있어 위장의 운동, 수
축 리듬을 증가시키는 것으로 알려져 있다.

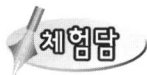

　- 탱자즙을 내서 얼굴에 발라 줍니다. 따갑지만 간지러움은
많이 없어집니다. 저는 매일 씻은 후에 탱자물을 몸에 발라요.
　- 탱자를 삶은 물로 습포하며 바셀린을 바르니 얼굴과 목은
많이 부드러워졌지만 가려움은 속에서 나오는지라 끔찍하게
긁어댑니다.
　- 머리를 감은 후에는 꼭 탱자물에 헹굽니다. 저는 머리를
감으면 그 영향으로 하루종일 얼굴과 목 등이 따갑고 가려우
면서 벌겋게 달아오르며 피부상태가 많이 안 좋아지는데, 그
나마 탱자물에 헹구면 좀 낫습니다.
　- 산성물에 탱자물을 섞어서 헹굴 때가 탱자물만 쓰는 것보
다 효과가 있는 것 같아요.
　- 저는 1달 정도 씻은 다음에 탱자물로 헹궈줬습니다. 오히려
훨씬 낫더군요. 탱자물로 세수를 하는 게 아니라 그냥 적셔주는
기분으로요. 이젠 가려움도 덜하고 상처도 금방 아물어요.
　- 탱자 3주먹에 소금 1주먹을 넣고 물을 절반 정도 붓고 달
여서 목욕물에 한 컵씩 넣어서 씻겨 보세요. 저는 지난 겨울에

해봤는데 얼굴이 정말 깨끗해졌어요. 몸은 의외로 효과가 적더군요.

- 밤마다 약쑥과 어린 탱자를 그릇에 넣고 끓여가면서 깨끗한 거즈로 뜨거운 찜질을 했어요. 이렇게 하고 나면 아주 붉게 보기 흉하게 올라오지만 조금 후 잠자리에 들어 얼음찜질을 해주면 가려움증도 많이 좋아집니다.

9) 갈근(칡뿌리)

겉은 회백색의 섬유성이고, 맛이 좀 쓴 약재이다.
한방에서는 발한(發汗) · 해열 · 완하제(緩下劑)로서(땀을 나게 하고 열을 내리는 부드러운 설사제의 역할을 한다) 고열 · 두통 · 고혈압 · 심부전 · 설사 · 어깨가 결릴 때 사용된다.

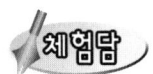

- 압력밥솥에 칡을 넣고 푹 삶은 다음 욕조에 온수를 넣고 그 물에 섞어서 목욕합니다. 어느 정도 효과가 있습니다. 저는 압력솥 2개 정도에 삶아서 합니다. 어린이는 1개면 되겠죠.
- 저는 큰 들통에다 칡을 넣고(약 300~400g 정도) 끓여서 욕조에다 넣고 물을 따끈하게 섞어서 사용하고 있습니다.

아토피에 도움이 되는 한약재

1) 피부 보습을 돕는 한약재

몸의 진액을 도와주어 피부의 건조증세를 완화하는 효과가 있는 약재들이다.

아토피 환자들은 대개 피부의 건조증세를 가지고 있는 사람들이 많아서 각자의 체질에 맞는 약재를 선별, 사용하면 좋은 효과를 볼 수 있다.

맥문동

맥문동(麥門冬)은 호흡기 건조증세나 기침에 잘 사용된다. 이 약재는 사상체질로는 태음인의 명약으로 기관지가 약하면서 몸의 진액이 말라서 피부가 건조할 때 효과가 좋다.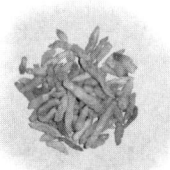

그러나 속이 냉해 설사를 자주 하는 사람들에게는 맞지 않는다.

천문동

맥문동과 같이 자주 쓰이는 천문동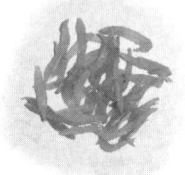
(天門冬)은 호흡기를 도와주면서 대장
이 건조하여 변비가 있는 경우에 자주
사용되며, 피부의 보습을 도와주는 효과가
있다.

역시 속이 찬 사람들에게는 맞지 않는다.

구기자

인체의 진액을 도와주는 역할을 한다.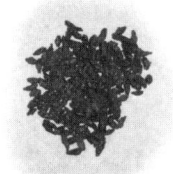
사상체질 중 소양인의 명약으로 알려
져 있는 구기자(拘杞子)는 피부의 건조
를 해소해주는 효과가 있다.

구기자 또한 속이 냉한 사람들에게는 맞
지 않는다.

숙지황

숙지황(熟地黃)은 인체의 전해질과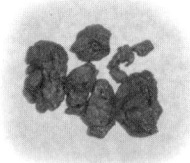
체액을 보충해 주는데 좋은 약재이다.
동시에 진정효과가 있어서 불면, 불안

등의 신경증세가 있을 때에도 자주 사용되며 피부의 보습을 돕는 효과가 있다.

그러나 속이 냉하고 소화기능이 약한 사람들에게는 맞지 않는다.

당귀

당귀(當歸)는 인체의 혈액을 보충하고 순환하는데 도움을 주는 효과가 있어 여성들의 질병에 자주 사용되는 약재로서 피부 보습을 증진하는 효과가 있다.

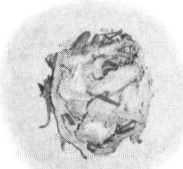

그러나 위장의 염증이 심하거나 설사가 있는 사람에게는 맞지 않는다.

하수오

머리를 검게 하는 한약재라고 해서 유명해진 하수오(何首烏)는 몸의 진액을 도와 피부를 윤택하게 하는 효과 있다. 그러나 대변이 묽거나 가래가 많은 경우에는 맞지 않는다.

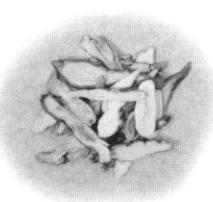

오미자

오미자(五味子)는 기침과 갈증이 있는
경우에 많이 사용된다. 주로 땀이 많
이 나는 경우에 사용되며 피부 보습을
도와주는 효과가 있다.

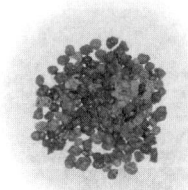

땀이 잘 나지 않는 사람들에게는 맞지
않는다.

2) 피부 혈액순환을 돕는 한약재

한방에서는 몸 안의 독소를 단순히 안으로 진정시키는
것이 아니라 체외로 발산시키는 효과를 통해 피부 과민 현
상을 근본적으로 해결하는 치료법을 사용하고 있다.

이 치료방법도 크게 나눌 수 있는데, 열독을 발산시키는
경우와 냉한 기운을 발산시키는 경우로 나눌 수 있다.

형 개

형개(荊芥)는 몸 안의 열독소가 피부
에 있을 때 땀으로 발산시켜 주는 약
재로서 피부과에서 가장 많이 사용되

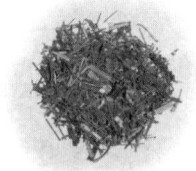

는 약재이다.

땀이 많은 사람들에게는 맞지 않는다.

방 풍

형개와 더불어 자주 사용되는
약재로서 피부의 혈액순환이
막혀 잘 소통되지 않을 때 순환
을 도와주는 효과가 있다.

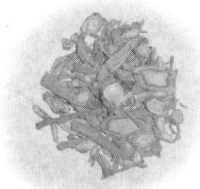

방풍(防風)은 피부의 탄력성이
없는 사람들에게는 맞지 않는다.

백질려

백질려(白蒺藜)는 피부의 혈액순환을
촉진하여 소통을 원활하게 하는 효
과가 있어서 가려움을 진정시키

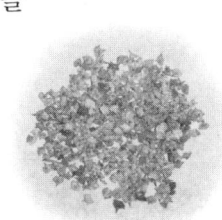

는 약효가 뛰어나다.

기운이 약한 사람들에게는 맞지
않는다.

마황

땀을 잘 발산시키며 추위를 잘 해소하
고 호흡기 수축을 해소하는 약재인
마황(麻黃)은 주로 감기나 근육통에
자주 사용된다. 주로 추위를 타면서
땀이 잘 나지 않는 경우에 많이 사용
된다.

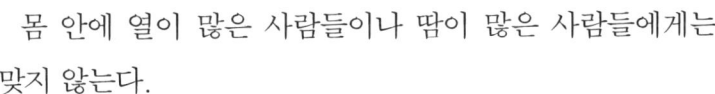

몸 안에 열이 많은 사람들이나 땀이 많은 사람들에게는
맞지 않는다.

계지

계지(桂枝)는 피부의 혈액순환을 좋게 하
고 땀을 내주는 효과가 있는 약재이다.

주로 냉한 체질의 피부 혈액순환이
약할 때 사용된다.

위장의 염증이 심하거나 열이 많은
사람들에게는 맞지 않는다.

3) 몸의 열독을 해소하는 한약재

몸 안의 열독소가 너무 강할 때 사용하는 약재들로 그 성질이 대개 강하고 차가운 경향이 많다.

체질적으로 본래의 몸은 냉한데 혈액순환이 약해서 피부에 열반응이 있다고 하여 함부로 사용해서는 안 되는 약재들이다.

석 고

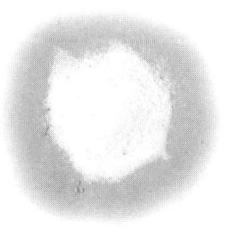

석고(石膏)는 몸 안의 열독을 해소하고 갈증을 풀어주는 역할을 하는 약재로서 피부의 열독이 쌓여 반점이 크게 나타나거나 진물이 심할 때 사용된다.

속이 냉한 사람들에게는 맞지 않는다.

삼 황

황금, 황련, 황백 세 가지 약재를 모두 말해 삼황(三黃)이라고 한다. 몸 안의 열독을 제거하는 작용이 강한 약재로서 소염, 해열 진정 효과가 강하여 급성 염증이나 피부의 급격한 과민 반응시 사용된다.

　몸 안의 독소를 없애주는 효과가 뛰어나 이 세 가지 약재를 합하여 이뤄진 처방을 해독탕(解毒湯)이라고 부를 정도로 열성질환에 효과가 좋은 약재이다. 그러나 열이 없거나 기운이 약한 사람들에게는 사용해서는 안 된다.

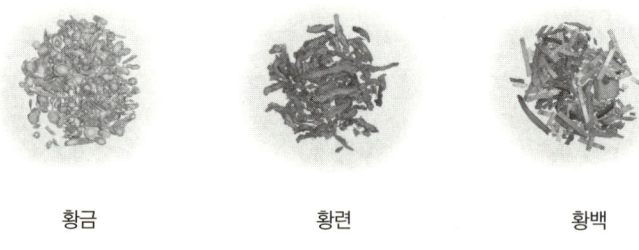

황금　　　　　　　　　황련　　　　　　　　　황백

치 자

　치자(梔子)는 주로 얼굴 등 상체 쪽의 열을 식혀 주는 역할을 하는 약재로서 소염, 진정 효과가 뛰어나다.
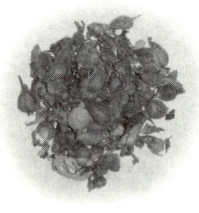
　그러나 속이 냉한 사람들에게는 맞지 않는다.

금은화

금은화(金銀花)는 소염작용이 강한 약재로서 몸 안의 열독을 발산하여 해열하는 효과가 우수하다.

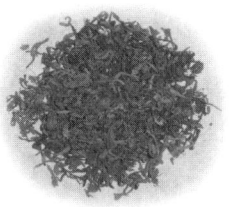

그러나 기운이 약하고 속이 냉한 사람들에게는 맞지 않는다.

연 교

연교(連翹)는 인후 부위의 염증이나 피부의 열독을 발산시켜 주는 작용이 강한 약재로서 금은화와 함께 인후부 염증이나 피부 열 증세를 없애주는 효과가 있다.

그러나 기운이 약하고 속이 냉한 사람들에게는 맞지 않는다.

4) 저항력을 강화하는 한약재

아토피는 단순한 피부질환이 아니라 우리 몸의 저항력이 약화되어 외부의 반응에 민감하게 대응하는 데서 발생하는 질병이다.

결국 근본적인 치료는 저항력을 강화하는 데 있다.

여러 가지 치료제를 사용하는 것도 중요하지만 체질에 맞는 보약을 함께 사용하면 뛰어난 효과를 보게 된다.

녹 용

녹용(鹿茸)은 원기를 돕고 기관지나 심폐기능을 보강하는 보약으로 주로 기운이 없고 체력이 약해져 있는 경우에 자주 사용된다.

원기가 없는 경우에 사용되는 명약이지만 동물성 약재이므로 동물성 약재에 과민 반응을 보이는 아토피 증세가 있을 경우에는 신중하게 사용을 해야 한다.

인 삼

인삼(人蔘)은 몸 안의 원기를 돕고
소화기능을 도와주는 효과가 좋은
약재이다.

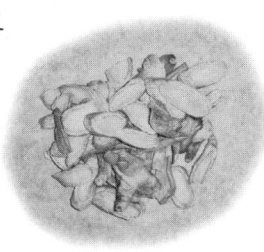

그러나 몸 안의 열이 많고 기운
이 있는 사람들에게는 맞지 않는다.

감 초

우리 몸의 기운을 도와주면서 몸 안의
채액의 소모를 막아주는 약재인 감
초(甘草)는 특히 부드럽게 몸 안의
독소를 중화시켜 주는 데 효과가
좋은 약재이다.

그러나 몸이 잘 붓고 간질환이나 신
장질환이 있을 경우에는 신중히 사용해야 한다.

나의 아토피 치료 체험담

❶ 아토피 증상이 많이 호전된 환자들의 경험담을 수록한다. 단, 환자들의 프라이버시를 위해 실명은 밝히지 않는다.

원장님에게 띄우는 편지 형식을 빌어 제 아들에 대한 이야기를 할까 합니다. 부모님들께 많은 힘이 되었으면 좋겠습니다.

정말 오랜만에 들러 봅니다.

원장님도 건강하시죠?

여전히 많은 아토피 피부염을 가진 아이를 둔 부모님들의 한숨을 덜어주시느라 바쁘게 일하고 계시겠군요.

우리 아들은 진물이 멎은 지 오래되었어요.

정말 잘 지내고 있습니다.

간간이 좁쌀 같은 붉은 기운이 양 볼에 올라올 때도 있지만, 평균적으로 깨끗해진 상태입니다. 아직, 완전히 호전되었다고는 말할 수 없지만, 밝고 건강하게 크는 아들을 지켜보면 10개월간의 긴 싸움이 이제야 정말 끝이 나는구나 하는 생각이 듭니다.

사실 그 동안 글을 올리지 못한 것은 워낙 어려움이 컸고 혹시나 다시 재발하지 않을까 하는 염려에 조심스러웠던 것이 사실입니다.

그렇다고 방심하는 것은 아니고, 냉·온욕을 제외하고 음식 관리는 꾸준히 하고 있습니다.

　아내도 이제는 이 부분에서만큼은 정말 전문가 수준입니다.

　아토피 아이를 키우면서 배운 것이 한두 가지가 아닙니다.

　단순히 아토피치료 외에도 전체적인 아이들의 건강관리에도 많은 도움이 되었고, 저나 아내가 건강에 관심을 가지게 되었고 식생활 습관을 바꾸는 데에도 영향을 주었습니다.

　아토피는 냉·온욕, 또는 냉·온습포만으로도 아주 큰 효과를 볼 수 있을 뿐 아니라 그렇게 자란 아들은 아직 자라나려면 멀었지만, 그래도 또래의 다른 아이들에 비해 아직 감기 한번 걸리지 않았습니다.

　돌아보니 아들의 병을 치료하기 위해 정신 없이 달려가던 저희가 두 번의 한계를 겪는 동안 원장님께서 참 많은 도움을 주셨더군요.

　특별한 치료방법이 없는 아토피 피부로 인해 처음에는 지푸라기라도 잡는 심정으로 인터넷을 쥐잡듯 뒤지고 책을 읽으면서 채식 위주의 식생활 습관 조절을 통한 아토피 치료를 주 내용으로 하는 사이트를 만났고, 그곳에서 치료에 관한 정보와 습관들을 알고 참 어렵게 적용하면서 효과를 보았던 것 같습니다.

　하지만 4개월이 지나는 동안 해볼 수 있는 것은 다해보았지만, 어떤 지점에서 막연하게 머물듯 호전의 기미가 보이지 않고 아내와 저, 아들 모두 지친 상태에서 원장님을 만났었죠?

그때가 12월이었던가요?

그러면서, 그 동안 약간은 미심쩍은 상태에서도 열심히 해왔던 민간요법(냉·온욕 및 풍욕)에 대한 믿음과 확신을 가질 수 있었고, 더불어 한계점과 취약점을 알고 보완(모유를 먹이는 아내가 한약을 먹는 동시에 아토피 일기를 쓰면서 무조건적인 채식이 아닌 육·채식 모두를 총망라한 음식관리를 체계적으로 함께 해나감)하면서 2개월 정도 다시 많은 호전을 보았습니다.

다시 2개월 동안 아내가 직접 약을 세 번 정도 먹고 수유를 한 것 같은데 진물은 좀 준 것 같았지만 다른 무엇보다도 여전히 아이가 가려워하는데 다시 한계를 느끼던 중 아들에게 직접 약(혈액 순환을 돕고 면역력을 키우는 약)을 먹이면서 증세가 급격히 좋아졌습니다.

아이에게 약 먹이는 것도 여간 힘들지 않았습니다.

다행히 아들이 한 포도 빠짐없이 다 먹어주었고, 그 과정에서 눈에 띌 정도로 증세가 많이 좋아졌습니다.

혹시나 해서 몇 달을 지켜보았는데 아들(15개월)이 태어나고 발병한 지난 10개월 동안 늘 부러워하던 보드랍고, 뽀송뽀송한 피부를 가진 아들이 지금은 얼마나 예쁘고 사랑스러운지 모르겠습니다.

물론 앞으로도 지속적으로 관리가 필요한 아토피안이지만 참 행복하고, 기쁘기 그지없습니다.

　아이를 데리고 할인매장에 있는 카트에 태워 장을 보는 일, 낮에 산책을 하고, 야외에 나가는 모든 것들이 이전엔 아주 당연하게 여기던 행복이었지만, 아들을 키우며 그것도 우리가 감사해야 할 행복임을 알게 되었습니다.

　지금은 그런 작은 행복을 누릴 수 있게 된 것조차 우리 부부에게는 큰 축복이라 생각합니다.

　조만간 아들을 데리고 늦은 돌사진도 찍을까 합니다.

　어쨌든 원장님께도 빨리 찾아뵙고 아들을 보이고 싶네요.

　그리고 더 열심히 아들을 사랑해야겠죠?

　감사합니다. 모든 아토피안 자녀를 둔 부모님늘 힘내세요.

　꿈은 포기하지 않으면 꼭 이루어집니다.

아들을 돌보면서 가장 중요하게 여긴 4가지

1. 스테로이드제를 사용하는 연고는 가급적 피할 것
많이 심할 때는 연고 부작용에 대해 의사와의 상담을 한 후 사용한다.

2. 냉·온욕 또는 냉·온습포를 꾸준히 해줄 것
면역력을 키우고 혈액순환을 도와주며, 진물을 밖으로 빨리 배출시키는 효과가 있다.

3. 아토피 일기를 통해 반드시 음식조절을 할 것
가장 중요한 부분이라 생각하고 아이를 위해서라도 가족 모두가 참여한다.

4. 긍정적인 마음을 잃지 않고, 아이를 깊이 사랑해 주는 것

❷

　제가 워낙 절망과 고생을 많이 해서 이런 병은 영원히 추방하고 싶어서 공개합니다.

　아토피는 깊은 산골에서 생식과 옹달샘을 먹고산다면 절대 걸릴 수 없는 병이라 생각합니다.

　즉 불균형한 식생활과 환경오염이 원인이라 생각합니다.

　유전인 경우도 부모 세대가 불균형한 식생활, 환경오염에 노출된 사람들의 후손들이라고 생각합니다.

　실제로 일본의 모 대학에서 발표한 논문에서도 대부분의 아토피 환자가 과거 혹은 부모 세대가 불균형한 식생활을 한 사람들, 환경오염이 심한 거주지에 살았거나, 세2차 세계대진 당시에 태어난 사람들, 탄광·공장 등의 나쁜 환경에서 생활한 사람들의 후손들로 조사되었다고 합니다.

　저의 경우는 2년 전에 가장 위험 수위에 달했습니다.

　바르고 먹는 약은 과다 사용으로 인한 부작용 때문에 더 이상 쓸 수 없게 되었고, 얼굴과 온몸은 식구들에게조차 보이지 못할 정도로 증세가 심했고, 옷깃만 닿아도 아파서 팬티만 입고 침대에 누워 있었습니다. 그나마도 팔, 다리도 바닥에 대지를 못해 올려놓고 누워 있었습니다.

　과장이라 생각하시는 분도 있겠지만 사실이었습니다. 나빠지게 된 계기와 힘을 내게 된 동기는 생략하겠습니다.

1 - 아토피 관련 정보는 인터넷으로 숙독합니다.

2 - 의사의 지시를 철저히 따르고 먹는 약은 가려움 완화제로, 바르는 약은 처음에는 강한 스테로이드제 연고에서 점점 줄여 나가서 지금은 일반 로션을 바릅니다.

3 - 가렵고 따가워 밤을 새는 한이 있어도 절대로 안 긁고, 안 만졌습니다.

4 - 음식은 잡곡밥, 생야채, 과일로 완전히 바꾸고 그 밖의 것도 싱겁게 만들어서 먹었습니다. 물은 약숫물을 떠다가 하루에 1.5L 용량을 10개 이상 마셨습니다.

5 - 하루도 빼놓지 않고 산림욕을 다녔습니다(겨울에는 등산을 했습니다).
(초기에 누워 있을 때는 환기를 위해 매일 창문을 열어 놨지요.)

6 - 자기 전에는 매일 미지근한 물로 샤워를 하고 약을 발랐습니다. 비누는 심할 때는 안 쓰고 점차 순한 성분의 비누로 바꿔 가면서 조금씩 사용했습니다.

7 – 항상 마음을 비우고 스트레스는 피하고, 음악도 신나는 것만, TV도 코믹물만 보았습니다.

처음엔 피가 마를 정도로 힘들었지만 이렇게 3개월 정도 생활하니 더 악화되는 게 멈추더군요.

6개월 정도 되니 좋아졌다는 소리를 듣게 되고, 집안에서 가벼운 운동도 하게 되었습니다. 1년 정도 지나서는 밖에 다녀도 될 정도로 나아서 산림욕을 다녔습니다.

2년이 지난 지금은 거의 회복되어서 사람도 만나고, 일도 준비하고 있습니다.

가려운 증세는 전혀 없고 아무 음식이나 잘 먹고 잘 자고 합니다.

아토피는 마라톤과 같아서 장기간 꾸준히 노력해서 천천히 나아지는 것이라 생각됩니다.

순식간에 병을 완치시키는 약이나 병원, 의원은 지구상에 없습니다.

힘내시길 바랍니다.

❸

저는 30대의 아토피안으로 아토피와 더불어 산 지 어언 20년이 되었습니다.

처음에는 아토피를 완전히 없애려고 스테로이드 제품을 바르다가 점점 나이가 들면서 다독거리며 살고 있었죠.

그런데 작년 봄부터 증세가 심해졌습니다.

팔, 다리, 목 등 접히는 부위만 있던 증세가 점점 세력을 키우더니 팔, 다리, 목 전체 및 가슴, 겨드랑이, 심지어는 얼굴에까지 번져서 고등학교 때 중단했던 한약도 다시 먹고 스테로이드도 강하게 쓰고, 락티케어 로션을 바르고, 루이보스 티를 먹는 등 안 해본 것이 없었습니다.

가만히 생각해 보니 대학교 때와 군대 있을 때에는 별로 심하지 않았던 것 같았습니다.

결론은 규칙적인 생활과 운동에 있었습니다.

그래서 올해 들어서 다음의 것들을 지키기로 하였습니다.

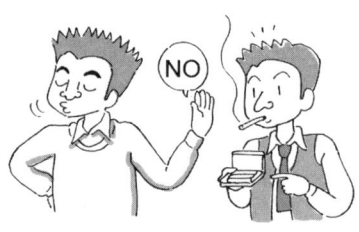

금 연

담배는 아토피의 가장 큰 적입니다. 개인적으로는 술보다 담배가 더 안 좋다고 생각합니다.

매일 비타민 C 먹기

비타민 C는 면역력을 증가시킵니다.

규칙적인 생활과 운동

비 오듯 땀이 날 때까지 운동합니다. 처음에는 땀 때문에 아토피 부위가 무척 따갑고, 간지럽고 땀이 잘 안 나옵니다만 이것을 이겨내야 합니다.

샤워 후 보습제 바르기

저녁 식사는 아주 조금 먹고, 아침 식사는 꼭 먹기

제 생각입니다만, 저녁 식사를 많이 먹으면 그 날 잠이 들 때 더 많이 긁는 것 같습니다.

단것 안 먹기

열량이 높은 음식을 먹었을 때 그 열이 어디로 빠져나갈까 생각해보니 피부로 발산되기도 할 것 같습니다.

이 내용들을 1주일에 적어도 5일은 꼭 지켰습니다.

물론 금연은 계속하고요.

놀랍게도 별것을 해도 잘 낫지 않던 아토피가 점점 많이 좋아지더라고요.

2주 만에 표시가 나더니 이제는 무척 좋아졌습니다.

만나는 사람마다 얼굴이 좋아졌다고 말해주니 기분도 좋아지고요.

올 여름에는 라운드 반팔 티를 입고 수영장에 가서 수영할 수 있을 것 같아요.

규칙적인 생활을 하시고 운동을 꼭 하세요.

찾아보기

가림출판사 · 가림M&B · 가림Let's에서 나온 책들

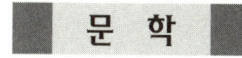

문 학

바늘구멍
켄 폴리트 지음 / 홍영의 옮김

미국 추리작가 협회의 최우수 장편상을 받은 초유의 베스트 셀러로 전쟁을 통한 두뇌싸움을 치밀하고 밀도 있게 그려낸 추리소설. 신국판 / 342쪽 / 5,300원

레베카의 열쇠
켄 폴리트 지음 / 손연숙 옮김

최고의 모험, 폭력, 음모 그리고 미국적인 열정 속에 담긴 두 남녀의 사랑이야기를 독자들의 상상을 뒤엎는 확실한 긴장감으로 마지막까지 흥미진진한 켄 폴리트의 장편 추리소설. 신국판 / 492쪽 / 6,800원

암병선
니시무라 슈고 시음 / 홍넝의 옮김

암병선을 무대로 인간생명의 존엄성을 지키기 위해 불의와 맞서는 시라도리 선장의 꿋꿋한 의지와 애절한 암환자들의 심리가 생생하게 묘사된 근래 보기드문 걸작. 신국판 / 300쪽 / 4,800원

첫키스한 얘기 말해도 될까
김정미 외 7명 지음

이 시대의 젊은 작가 8명이 가슴속 깊이 간직했던 나만의 소중한 이야기를 살짝 털어놓은 상큼한 비밀 이야기. 신국판 / 228쪽 / 4,000원

사미인곡 上·中·下
김충호 지음

파란만장한 일생을 보낸 정철의 생애를 통해 난세를 살아가는 우리에게 삶의 지혜와 기쁨을 선사하는 대하 역사 소설. 신국판 / 각 권 5,000원

이내의 끝자리
박수완 스님 지음

앞만 보고 살아가는 우리에게 자신을 뒤돌아볼 수 있는 여유를 갖게 해주는 승려시인의 가슴을 울리는 주옥 같은 시집. 국판변형 / 132쪽 / 3,000원

너는 왜 나에게 다가서야 했는지
김충호 지음

세상에 대한 사랑의 아픔, 그리움, 영혼에 대한 고뇌를 달래야 했던 시인이 살아 있는 영혼을 지닌 이들에게 전하는 사랑의 메시지. 국판변형 / 124쪽 / 3,000원

세계의 명언
편집부 엮음

위인이나 유명인들의 글, 연설문 혹은 각 나라에서 전해져 오는 속담을 통하여 지난날을 되새겨보는 백과전서로서, 오늘을 반성하는 교과서로서, 그리고 미래를 설계하는 참고서로서 역할을 해줄 것이다. 신국판 / 322쪽 / 5,000원

여자가 알아야 할 101가지 지혜
제인 아서 엮음 / 지창국 옮김

남녀가 함께 살면서 경험으로 터득한 의미심장하면서도 재미있는 조언들을 발췌한 내용으로 독신의 삶을 청산하려는 이들이 알아야 할 유용하고 상상력 풍부한 힌트로 가득찬 감동의 메시지이다. 4·6판 / 132쪽 / 5,000원

현명한 사람이 읽는 지혜로운 이야기
이정민 엮음

현대를 살아가는 우리들에게 삶의 가치를 부여해주고 자기 성찰의 기회를 갖게 해준다. 신국판 / 236쪽 / 6,500원

성공적인 표성이 낭신을 바꾼나
마츠오 도오루 지음 / 홍영의 옮김

자신뿐만 아니라 주위 사람들의 마이너스 사고를 플러스 사고로 바꾸어서 사람의 마음을 움직이며, 그리고 사람의 마음에 남는 최고의 웃는 얼굴을 만드는 비법 총망라! 신국판 / 240쪽 / 7,500원

태양의 법
오오카와 류우호오 지음 / 민병수 옮김

불법 진리 사상의 윤곽과 그 목적·사명을 명백히 함으로써 한 사람 한사람의 인간이 깨달음을 추구하고 영적으로 깨우치기 위한 명확한 방향을 제시하였다. 신국판 / 246쪽 / 8,500원

영원의 법
오오카와 류우호오 지음 / 민병수 옮김

일찍이 설해졌던 적도 없고 앞으로도 설해지지 않을 구원의 진리를 한 권의 책에 이론적 형태로 응축한 기본 삼법의 완결편. 신국판 / 240쪽 / 8,000원

석가의 본심
오오카와 류우호오 지음 / 민병수 옮김

석가모니의 사고방식을 현대인들에 맞게 써 현대인들이 친근하게 석가모니에게 다가설 수 있게 한 불교 가이드서. 신국판 / 246쪽 / 10,000원

옛 사람들의 재치와 웃음
강형중·김경익 편저

옛 사람들의 재치와 해학을 통해 한문의 묘미를 터득하고 한자를 재미있게 배우며 유머감각까지 높일 수 있는 일석삼조의 효과 만점. 신국판 / 316쪽 / 8,000원

지혜의 쉼터
쇼펜하우어 지음 / 김충호 엮음

쇼펜하우어의 철학체계를 통하여 풍요로운 삶의 지혜를 얻고
기쁨을 얻을 수 있도록 꾸며 놓은 철학이야기.
4 · 6판 양장본 / 160쪽 / 4,300원

헤세가 너에게
헤르만 헤세 지음 / 홍영의 엮음

순수한 애정과 자유를 갈구하는 헤세의 아름다운 세상을 통한
깨끗한 정신세계를 공유할 수 있는 기회를 제공.
4 · 6판 양장본 / 144쪽 / 4,500원

사랑보다 소중한 삶의 의미
크리슈나무르티 지음 / 최윤영 엮음

금세기 최고의 사상가이자 철학자인 크리슈나무르티가 인간의
정신적 사고의 구조와 본질을 규명하여 인간의 삶에 대한 가장
완벽한 해답을 제시. 신국판 / 180쪽 / 4,000원

장자-어찌하여 알 속에 털이 있다 하는가
홍영의 엮음

동양 사상의 저변에 흐르고 있는 자연에의 경외감을 유감없이
표현한 장자를 통하여 인간 본연의 자세로 돌아가 나를 돌아보
는 계기를 만들어 주는 책. 4 · 6판 / 180쪽 / 4,000원

논어-배우고 때로 익히면 즐겁지 아니한가
신도희 엮음

인간에게 필요불가결한 윤리와 도덕생활의 교훈들을 평이한
문체로 광범위하게 집약한 논어의 모든 것!!
4 · 6판 / 180쪽 / 4,000원

맹자-가까이 있는데 어찌 먼 데서 구하려 하는가
홍영의 엮음

반성과 자책을 통해 잃어버린 양심을 수습하고 선으로 복귀할
것을 천명하는 맹자 사상의 집대성!! 4 · 6판 / 180쪽 / 4,000원

아름다운 세상을 만드는 사랑의 메시지 365
DuMont monte Verlag 엮음 / 정성호 옮김

독일에서 출간 이후 1백만 권 이상 판매된 베스트셀러. 특별히
소중한 사람을 행복하게 만드는 독창적인 사랑고백법 365가지
를 수록한 마음이 따뜻해지는 책.
4 · 6판 변형 양장본 / 240쪽 / 8,000원

황금의 법
오오카와 류우호오 지음 / 민병수 옮김

불법진리의 연구 및 공부를 통하여 종교적 깨달음의 깊이를 더
해 주는 불서. 신국판 / 320쪽 / 12,000원

왜 여자는 바람을 피우는가?
기젤라 룬테 지음 / 김현성 · 진정미 옮김

각계 각층의 여자들과의 인터뷰를 바탕으로 하여 여자들이 바
람 피우는 이유를 진솔하게 해부한 여성 탐구서.

국판 / 200쪽 / 7,000원

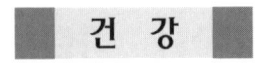

식초건강요법
건강식품연구회 엮음 / 신재용(해성한의원 원장) 감수

가장 쉽게 구할 수 있고 경제적인 식품이면서 상상할 수 없을
정도로 뛰어난 약효를 지닌 식초의 모든 것을 담은 건강지침
서! 신국판 / 224쪽 / 6,000원

아름다운 피부미용법
이순희(한독피부미용학원 원장) 지음

피부조직에 대한 기초 이론과 우리 몸의 생리를 알려줌으로써
아름다운 피부, 젊은 피부를 오래 유지할 수 있는 비결 제시!

신국판 / 296쪽 / 6,000원

버섯건강요법
김병각 외 6명 지음

종양 억제율 100%에 가까운 96.7%를 나타내는 기적의 약용버
섯 등 신비의 버섯을 통하여 암을 치료하고 비만, 당뇨, 고혈
압, 동맥경화 등 각종 성인병 예방을 위한 생활 건강 지침서!
신국판 / 286쪽 / 8,000원

성인병과 암을 정복하는 유기게르마늄
이상현 편저 / 캬오 샤오이 감수

최근 들어 각광을 받고 있는 새로운 치료제인 유기게르마늄을
통한 성인병, 각종 암의 치료에 대해 상세히 소개.
신국판 / 312쪽 / 9,000원

난치성 피부병
생약효소연구원 지음

현대의학으로도 치유불가능했던 난치성 피부병인 건선 · 아토
피(태열)의 완치요법이 수록된 건강 지침서.
신국판 / 232쪽 / 7,500원

新 방약합편
정도명 편역

자신의 병을 알고 증세에 맞춰 스스로 처방을 할 수 있고 조제
할 수 있는 보약 506가지 수록. 신국판 / 416쪽 / 15,000원

자연치료의학
오홍근(신경정신과 의학박사 · 자연의학박사) 지음

대한민국 최초의 자연의학박사가 밝힌 신비의 자연치료의학으
로 자연산물을 이용하여 부작용 없이 치료하는 건강 생활 비법
공개!! 신국판 / 472쪽 / 15,000원

약초의 활용과 가정한방
이인성 지음

주변의 흔한 식물과 약초를 활용하여 각종 질병을 간편하게 예
방 · 치료할 수 있는 비법제시. 신국판 / 384쪽 / 8,500원

역전의학
이시하라 유미 지음 / 유태종 감수

일반상식으로 알고 있는 건강상식에 대해 전혀 새로운 관점에
서 비판하고 아울러 새로운 방법들을 제시한 건강 혁명 서적!!
신국판 / 286쪽 / 8,500원

이순희식 순수피부미용법
이순희(한독피부미용학원 원장) 지음

자신의 피부에 맞는 관리법으로 스스로 피부관리를 할 수 있는 방법을 제시하고 책 속 부록으로 천연팩 재료 사전과 피부 타입별 팩 고르기. 신국판 / 304쪽 / 7,000원

21세기 당뇨병 예방과 치료법
이현철(연세대 의대 내과 교수) 지음

세계 최초 유전자 치료법을 개발한 저자가 당뇨병과 대항하여 가장 확실하게 이길 수 있는 당뇨병에 대한 올바른 이론과 발병시 대처 방법을 상세히 수록! 신국판 / 360쪽 / 9,500원

신재용의 민의학 동의보감
신재용(해성한의원 원장) 지음

주변의 흔한 먹거리를 이용하여 신비의 명약이나 보약으로 활용할 수 있는 건강 지침서로서 저자가 TV나 라디오에서 다 밝히지 못한 한방 및 민간요법까지 상세히 수록!! 신국판 / 476쪽 / 10,000원

치매 알면 치매 이긴다
배오성(백상한방병원 원장) 지음

B.O.S.요법으로 뇌세포의 기능을 활성화시키고 엔돌핀의 분비 효과를 극대화시켜 증상에 맞는 한약 처방을 병행하여 치매를 치유하는 획기적인 치유법 제시. 신국판 / 312쪽 / 10,000원

21세기 건강혁명 밥상 위의 보약 생식
최경순 시음

항암식품으로, 다이어트식으로, 젊고 탄력적인 피부를 유지할 수 있게 해주는 자연식으로의 생식을 소개하여 현대인들의 건강 길라잡이가 되도록 하였다. 신국판 / 348쪽 / 9,800원

기치유와 기공수련
윤한홍(기치유 연구회 회장) 지음

누구나 노력만 하면 개발할 수 있고 활용할 수 있는 기 수련 방법과 기치유 개발 방법 소개. 신국판 / 340쪽 / 12,000원

만병의 근원 스트레스 원인과 퇴치
김지혁(김지혁한의원 원장) 지음

만병의 근원인 스트레스를 속속들이 파헤치고 예방법까지 속시원하게 제시!! 신국판 / 324쪽 / 9,500원

김종성 박사의 뇌졸중 119
김종성 지음

우리나라 사망원인 1위. 뇌졸중 분야의 최고 권위자인 저자가 일상생활에서의 건강관리부터 환자간호에 이르기까지 뇌졸중의 예방, 치료법 등 모든 것 수록. 신국판 / 356쪽 / 12,000원

탈모 예방과 모발 클리닉
장정훈 · 전재홍 지음

미용적인 측면과 우리가 일상적으로 고민하고 궁금해 하는 털에 관한 내용들을 다양하고 재미있게 예들을 들어가면서 흥미롭게 풀어낸 것이 이 책의 특징. 신국판 / 252쪽 / 8,000원

구태규의 100% 성공 다이어트
구태규 지음

하이틴 영화배우의 다이어트 체험서. 저자만의 다이어트법을 제시하면서 바람직한 다이어트에 대해서도 알려준다. 건강하게 날씬해지고 싶은 사람들을 위한 필독서! 4 · 6배판 변형 / 240쪽 / 9,900원

암 예방과 치료법
이춘기 지음

암환자와 가족들을 위해서 암의 치료방법에서부터 합병증의 예방 및 암이 생기기 전에 알 수 있는 방법에 이르기까지 상세하게 해설해 놓은 책. 신국판 / 296쪽 / 11,000원

알기 쉬운 위장병 예방과 치료법
민영일 지음

소화기관인 위와 관련 기관들의 여러 질환을 발병 원인, 증상, 치료법을 중심으로 알기 쉽게 해설해 놓은 건강서. 신국판 / 328쪽 / 9,900원

이온 체내혁명
노보루 야마노이 지음 / 김병관 옮김

새로운 건강관리 이론으로 주목을 받고 있는 음이온을 통해 건강을 돌볼 수 있는 방법 제시. 신국판 / 272쪽 / 9,500원

어혈과 사혈요법
정지천 지음

침과 부항요법 등을 사용하여 모든 질병을 다스릴 수 방법과 우리 주변에서 흔하게 접할 수 있는 각 질병의 상황별 처치를 혈자리 그림과 함께 해설. 신국판 / 308쪽 / 12,000원

약손 경락마사지로 건강미인 만들기
고정환 지음

경락과 민족 고유의 정신 야손을 결합시킨 야손 성형경락 마사지로 수술하지 않고도 자신이 원하는 부위를 고치는 방법을 제시하는 건강 미용서. 4×6배판 변형 / 284쪽 / 15,000원

정유정의 LOVE DIET
정유정 지음

널리 알려진 온갖 다이어트 방법으로 살을 빼려고 노력했던 저자의 고통스러웠던 다이어트 체험담이 실려 있어 지금 살 때문에 고민하는 사람들이 가슴에 와 닿는 나만의 다이어트 계획을 나름대로 세울 수 있을 것이다. 4×6배판 변형 / 196쪽 / 10,500원

머리에서 발끝까지 예뻐지는 부분다이어트
신상만 · 김선민 지음

한약을 먹거나 침을 맞아 살을 빼는 방법, 아로마요법을 이용한 다이어트법, 운동을 이용한 부분비만 해소법 등이 실려 있으므로 나에게 맞는 방법을 선택해 날씬하고 예쁜 몸매를 만들 수 있을 것이다. 4×6배판 변형 / 196쪽 / 11,000원

알기 쉬운 심장병 119
박승정 지음

서울아산병원 심장 내과에 있는 저자가 심장병에 관해 심장질환이 생기는 원인, 증상, 치료법을 중심으로 내용을 상세하게 해설해 놓은 건강서. 신국판 / 248쪽 / 9,000원

알기 쉬운 고혈압 119
이정균 지음

생활 속의 고혈압에 관해 일반인들이 관심을 가지고 예방할 수 있도록 고혈압의 원인, 증상, 합병증 등을 상세하게 해설해 놓은 건강서. 신국판 / 304쪽 / 10,000원

여성을 위한 부인과질환의 예방과 치료
차선희 지음

남들에게는 말할 수 없는 증상들로 고민하고 있는 여성들을 위해 부인암, 골다공증, 빈혈 등 부인과질환을 원인 및 치료방법을 중심으로 설명한 여성건강 정보서.

신국판 / 304쪽 / 10,000원

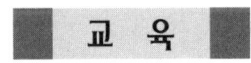

교 육

우리 교육의 창조적 백색혁명
원상기 지음

자라나는 새싹들이 기본적인 지식과 사고를 종합적·창조적으로 발전시켜 창조적인 사고능력을 배양할 수 있도록 한 교육지침서. 신국판 / 206쪽 / 6,000원

육아아이디어 263
생활컨설턴트그룹 엮음 / 한양심 옮김

세상에서 가장 예쁘고 소중한 우리 아기에게 언제나 여유로우면서도 무슨 일이든 척척 처리하는 현명한 신세대 엄마가 되기 위한 최신 육아 정보 수록! 신국판 / 318쪽 / 6,000원

현대생활과 체육
조창남 외 5명 공저

각종 현대병의 원인과 예방 및 운동요법에 대한 이론과 요즘 각광받는 골프·스키·볼링 등의 레저스포츠 총망라한 생활체육 총서. 신국판 / 340쪽 / 10,000원

퍼펙트 MBA
IAE유학네트 지음

기존의 관련 도서들과는 달리 Top MBA로 가는 길을 상세하고 완벽하게 수록. 가장 완벽하고 충실한 최신 정보 제공.
신국판 / 400쪽 / 12,000원

유학길라잡이 I -미국편
IAE유학네트 지음

미국의 교육제도 및 유학을 가기 위해서 준비해야 할 절차, 미국 현지 생활 정보, 최신 비자정보 등을 한눈에 볼 수 있는 유학길잡이. 4·6배판 / 372쪽 / 13,900원

유학길라잡이 II - 4개국편
IAE유학네트 지음

영어권 국가인 영국·캐나다·호주·뉴질랜드의 현지 정보·교육제도 및 각 국가별 학교의 특화된 교육내용 완전 수록!!
4·6배판 / 348쪽 / 13,900원

조기유학길라잡이.com
IAE유학네트 지음

영어권으로 나이 어린 자녀를 유학보내기 위해 준비중인 학부모 및 준비생들이 반드시 읽어야 할 필독서!!
영어권 나라의 교육제도 및 학교별 데이터를 완벽하게 수록하여 유학정보서의 질을 한 단계 상승시킨 결정판!!
4·6배판 / 428쪽 / 15,000원

현대인의 건강생활
박상호 외 5명 공저

현대인들의 건강한 삶을 위한 사회체육의 중요성을 강조. 건강과 체력 증진을 위한 기본상식, 노인과 건강 등 이론과 스쿼시·스키·윈드 서핑 등 레저스포츠 등의 실기편으로 이루어진 알찬 내용 수록. 4·6배판 / 268쪽 / 15,000원

천재아이로 키우는 두뇌훈련
나카마츠 요시로 지음 / 민병수 옮김

머리가 좋은 아이로 키우기 위한 환경 만들기, 식사, 운동 등 연령별 두뇌 훈련법 소개. 국판 / 288쪽 / 9,500원

테마별 고사성어로 익히는 한자
김경익 지음

세글자, 네글자로 이루어진 고사성어를 통해 실용한자를 익히고 성어 속에 담긴 의미도 오늘에 맞게 재해석 해보는 한자 학습서. 4·6배판 변형 / 248쪽 / 9,800원

生생 공부비법
이은승 지음

국내 최초 수학과외 수출의 주인공 이은승이 개발한 자기만의 맞춤식 공부학습법 소개. 공부도 하는 법을 알면 목표를 달성할 수 있다고 용기를 북돋우어 주는 실전 공부 비법서.
대국전판 / 272쪽 / 9,500원

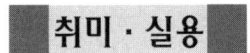

취미·실용

김진국과 같이 배우는 와인의 세계
김진국 지음

포도주 역사에서 분류, 원료 포도의 종류와 재배, 양조·숙성·저장, 시음법, 어울리는 요리와 와인의 유통과 소비, 와인 시장의 현황과 전망, 와인 판매 요령, 와인의 보관과 재고의 회전, '와인 양조 비밀의 모든 것'을 동영상으로 제작한 CD까지, 와인의 모든 것이 담긴 종합학습서.
국배판 변형양장본(올 컬러판) / 208쪽 / 30,000원

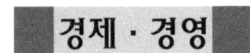

경제·경영

CEO가 될 수 있는 성공법칙 101가지
김승룡 편역

또 한 번의 경제위기를 겪고 있는 우리의 현실을 극복하고 일어설 수 있는 리더로서의 역할과 책임에 대한 명확한 해답을 제시해줄 것이다. 신국판 / 320쪽 / 9,500원

정보소프트
김승룡 지음

홍수처럼 쏟아지는 정보를 수집·분석하여 효과적으로 활용하

는 방법을 총망라한 정보 전략 완벽 가이드!!
신국판 / 324쪽 / 6,000원

기획대사전
다카하시 겐코 지음 / 홍영의 옮김

기획에 관련된 모든 사항을 실례와 도표를 통하여 초보자에서 프로기획맨에 이르기까지 효율적으로 활용할 수 있도록 체계적으로 총망라하였다.　신국판 / 552쪽 / 19,500원

맨손창업 · 맞춤창업 BEST 74
양혜숙 지음

창업대행 현장 전문가가 추천하는 유망업종을 7가지 주제별로 나누어 수록한 맞춤창업서로 창업예비자들에게 창업의 길을 밝혀줄 발로 뛰면서 만든 실무 지침서!!
신국판 / 416쪽 / 12,000원

무자본, 무점포 창업! FAX 한 대면 성공한다
다카시로 고시 지음 / 홍영의 옮김

완벽한 FAX 활용법을 제시하여 가장 적은 자본으로 창업하려는 예비자들에게 큰 투자를 필요로 하지 않으면서 성공을 이끌어주는 길라잡이가 되는 실무 지침서.

신국판 / 226쪽 / 7,500원

성공하는 기업의 인간경영
중소기업 노무 연구회 편저 / 홍영의 옮김

무한경쟁시대에서 각 기업들의 다양한 경영 실태 속에서 인사 · 노무 관리 개신에 있어서 기입의 효율을 높이고 발전을 이룰 수 있는 원칙을 제시.　신국판 / 368쪽 / 11,000원

21세기 IT가 세계를 지배한다
김광희 지음

21세기 화두로 떠오른 IT혁명의 경쟁력에 대해서 전문가의 논리적이고 철저한 해설과 더불어 매장 끝까지 실제 사례를 곁들여 설명.　신국판 / 380쪽 / 12,000원

경제기사로 부자아빠 만들기
김기태 · 신현태 · 박근수 공저

날마다 배달되는 경제기사를 꼼꼼히 챙겨보는 사람만이 현대 생활에서 부자가 될 수 있다. 언론인의 현장감각과 학자의 전문성을 접목시킨 것이 이 책의 특성! 누구나 이 책을 읽고 경제 원리를 체득, 경제예측을 할 수 있게 준비된 생활경제서적.
신국판 / 388쪽 / 12,000원

포스트 PC의 주역 정보가전과 무선인터넷
김광희 지음

포스트 PC의 주역으로 급부상하고 있는 정보가전과 무선인터넷 그리고 이를 구현하기 위한 관련 테크놀러지를 체계적으로 소개.　신국판 / 356쪽 / 12,000원

성공하는 사람들의 마케팅 바이블
채수명 지음

최근의 이론을 보완하여 내놓은 마케팅 관련 실무서. 마케팅의 정보전략, 핵심요소, 컨설팅실무까지 저자의 노하우와 창의적인 이론이 결합된 마케팅서.　신국판 / 328쪽 / 12,000원

느린 비즈니스로 돌아가라
사카모토 게이이치 지음 / 정성호 옮김

미국식 스피드 경영에 익숙해져 현실의 오류를 간과하고 있는 사람들을 위한 어떻게 팔 것인가보다 무엇을 팔 것인가를 차분

히 설명하는 마케팅 컨설턴트의 대안 제시서!
신국판 / 276쪽 / 9,000원

적은 돈으로 큰돈 별 수 있는 부동산 재테크
이원재 지음

700만 원으로 부동산 재테크에 뛰어들어 100배 불린 저자가 부동산 재테크를 계획하고 있는 사람들이 반드시 알아두어야 할 내용을 경험담을 담아 해설해 놓은 경제서.
신국판 / 340쪽 / 12,000원

바이오혁명
이주영 지음

21세기 국가간 경쟁부문으로 새로이 떠오르고 있는 바이오혁명에 관한 기초지식을 언론사에 몸담고 있는 현직 기자가 아주 쉽게 해설해 놓은 바이오 가이드서. 바이오 관련 용어 해설 수록.　신국판 / 328쪽 / 12,000원

두뇌혁명
나카마츠 요시로 지음 / 민병수 옮김

『뇌내혁명』하루야마 시게오의 추천작!!
어른들을 위한 두뇌 개발서로, 풍요로운 인생을 만들기 위한 '뇌' 와 '몸' 자극법 제시. 4 · 6판 양장본 / 288쪽 / 12,000원

성공하는 사람들의 자기혁신 경영기술
채수명 지음

자기 계발을 통한 신지식 자기경영마인드를 갖추어야 한다는 전제 아래 그 방법을 자세하게 알려주는 자기계발 실침서.
신국판 / 344쪽 / 12,000원

CFO
교텐 토요오 · 타하라 오키시 지음 / 민병수 옮김

일반인들에게 생소한 용어인 CFO. 세계화에 발맞추어 기업이 경쟁력을 갖추려면 CFO, 즉 최고 재무책임자의 역할이 지금까지와는 완전히 달라져야 한다. 이에 기업을 이끌어가는 새로운 키잡이로서의 CFO의 역할, 위상 등을 일본의 기업을 중심으로 하여 알아보고 바람직한 방향을 제시한다.
신국판 / 312쪽 / 12,000원

네트워크시대 네트워크마케팅
임동학 지음

학력, 사회적 지위 등에 관계 없이 자신이 노력한 만큼 돈을 벌 수 있는 네트워크마케팅에 관해 알려주는 안내서.
신국판 / 376쪽 / 12,000원

성공리더의 7가지 조건
다이앤 트레이시 · 윌리엄 모건 지음 / 지창영 옮김

개인과 팀, 조직관계의 개선을 위한 방향제시 및 실천을 위한 안내자 역할을 해주는 책. 현장에서 활용할 수 있는 실용서.
신국판 / 360쪽 / 13,000원

김종결의 성공창업
김종결 지음

누구나 창업을 할 수는 있지만 아무나 돈을 버는 것은 아니다라는 전제 아래 중견 연기자로서, 음식점 사장님으로 성공한 탤런트 김종결의 성공비결을 통해 창업전략과 성공전략을 제시한다.　신국판 / 340쪽 / 12,000원

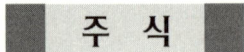

주식

개미군단 대박맞이 주식투자
홍성걸(한양증권 투자분석팀 팀장) 지음

초보에서 인터넷을 활용한 주식투자까지 필자의 현장에서의
경험을 바탕으로 한 주식 성공전략의 모든 정보 수록.
신국판 / 310쪽 / 9,500원

알고 하자! 돈 되는 주식투자
이길영 외 2명 공저

일본과 미국의 주식시장을 철저한 분석과 데이터화를 통해 한
국 주식시장의 투자의 흐름을 파악함으로써 한국 주식시장에
서의 확실한 성공전략 제시!! 신국판 / 388쪽 / 12,500원

항상 당하기만 하는 개미들의 매도·매수타이밍 999% 적중 노하우
강경무 지음

승부사를 꿈꾸며 와신상담하는 모든 이들에게 희망의 등불이
될 것을 확신하는 Jusicman이 주식시장에서 돈벌고 성공할 수
있는 비결 전격공개!! 신국판 / 336쪽 / 12,000원

부자 만들기 주식성공클리닉
이창희 지음

저자의 경험담을 섞어서 주식이란 무엇인가를 풀어서 써놓은
주식입문서. 초보자와 자신을 성찰해볼 기회를 가지려는 기존
의 투자자를 위해 태어났다. 신국판 / 372쪽 / 11,500원

선물·옵션 이론과 실전매매
이창희 지음

선물과 옵션시장에서 일반인들이 실패하는 원인을 분석하고,
반드시 지켜야 할 투자원칙에 따라 유형별로 실전 매매 테크닉
을 터득함으로써 투자를 성공적으로 할 수 있게 한 지침서!!
신국판 / 372쪽 / 12,000원

너무나 쉬워 재미있는 주가차트
홍성무 지음

주식시장에서는 차트 분석을 통해 주가를 예측하는 투자자만
이 주식투자에서 성공하므로 차트에서 급소를 신속, 정확하게
뽑아내 매매타이밍을 잡는 방법을 알려주는 주식투자 지침서.
4·6배판 / 216쪽 / 15,000원

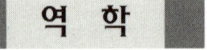

역학

역리종합 만세력
정도명 편저

현존하는 만세력 중 최장 기간을 수록하였으며 누구나 이 책을
보고 자신의 사주를 쉽게 찾아보고 맞춰 볼 수 있게 하였다.
신국판 / 532쪽 / 10,500원

작명대전
정보국 지음

독자들 스스로 작명할 수 있도록 한글 소리 발음에 입각한 작명의
원리를 밝힌 길라잡이서. 신국판 / 460쪽 / 12,000원

하락이수 해설
이천교 편저

점서학인 하락이수를 직역으로 풀어 놓아 원작자의 깊은 뜻을
원형 그대로 전달하고 원문을 공부하려는 사람들에게 도움이
되는 해설서이다. 신국판 / 620쪽 / 27,000원

현대인의 창조적 관상과 수상
백운산 지음

관상학을 터득하여 적절히 운명에 대처해 나감으로써 어느 분
야에서든지 성공적인 삶을 누릴 수 있는 비법을 전해줄 것이
다. 신국판 / 344쪽 / 9,000원

대운용신영부적
정재원 지음

수많은 역사와 신비로운 영험을 지닌 1,000여 종의 부적과 저
자가 수십 년간 연구·개발한 200여 종의 부적들을 집대성한
국내 최대의 영부적이다. 신국판 양장본 / 750쪽 / 39,000원

사주비결활용법
이세진 지음

컴퓨터와 역학의 만남!! 운명의 숨겨진 비밀을 꿰뚫어 보는 신
녹현사주 방정식의 모든 것을 수록.
신국판 / 392쪽 / 12,000원

컴퓨터세대를 위한 新 성명학대전
박용찬 지음

이름 속에 운명을 바꾸는 비결이 있다. 태어난 아기 이름은 물
론 개명·상호·아호 짓는 법까지 사람이 살아가면서 필요한
모든 이름 짓기가 총망라되어 각자의 개성과 사주에 맞게 이름
을 짓는 작명비법을 수록. 신국판 / 388쪽 / 11,000원

길흉화복 꿈풀이 비법
백운산 지음

길몽과 흉몽을 구분하여 그림과 함께 보기 쉽게 엮었으며, 특
히 요즘 신세대 엄마들에게 관심이 많은 태몽이 여러 가지로
자세하게 풀이되어 있다. 신국판 / 410쪽 / 12,000원

새천년 작명컨설팅
정재원 지음

혼자 배워야 하는 독자들도 정말 이해하기 쉽도록 구성된 신세
대 부모를 위한 쉽고 좋은 아기 이름만들기의 결정판.
신국판 / 470쪽 / 13,000원

백운산의 신세대 궁합
백운산 지음

남녀궁합 보는 법뿐만 아니라 인간관계, 출세, 재물, 자손문제,
건강문제, 성격, 길흉관계 등을 미리 규명할 수 있도록 쉽게 풀
어놓았다. 신국판 / 304쪽 / 9,500원

동자삼 작명학
남시모 지음

최초의 한글 성명학으로 한글의 독창성·우수성·과학성을 운
명철학 차원에서 검증한, 한국사람에게 알맞은 건물명·상

호 · 물건명 등의 이름을 자신에게 맞는 한글이름으로 지을 수 있는 작명비법을 제시한다. 신국판 / 496쪽 / 15,000원

구성학의 기초
문길여 지음

방위학의 모든 것을 통하여 개인의 일생운 · 결혼운 · 사고운 · 가정운 · 부부운 · 자식운 · 출세운을 성공적으로 이끄는 비법 공개. 신국판 / 412쪽 / 12,000원

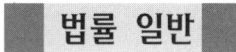
법률 일반

여성을 위한 성범죄 법률상식
조명원(변호사) 지음

성희롱에서 성폭력범죄까지 여성이었기 때문에 특히 말 못하고 당해야만 했던 이 땅의 여성들을 위한 성범죄 법률상식서. 사례별 법적 대응방법 제시. 신국판 / 248쪽 / 8,000원

아파트 난방비 75% 절감방법
고영근 지음

예비역 공군소장이 잘못 부과된 아파트 난방비를 최고 75%까지 줄일 수 있는 방법을 구체적인 법적 근거를 토대로 작성한 아파트 난방비 절감방법 제시. 신국판 / 238쪽 / 8,000원

일반인이 꼭 알아야 할 절세전략 173선
최성호(공인회계사) 지음

세법을 제대로 알면 돈이 보인다.
현직 공인중계사가 알려주는 합법적으로 세금을 덜 내고 돈을 버는 절세전략의 모든 것! 신국판 / 392쪽 / 12,000원

변호사와 함께하는 부동산 경매
최환주(변호사) 지음

새 상가건물임대차보호법에 따른 권리분석과 채무자나 세입자의 권리방어기법은 제시한다. 또한 새 민사집행법에 따른 각 사례별 해설도 수록. 신국판 / 404쪽 / 13,000원

혼자서 쉽고 빠르게 할 수 있는 소액재판
김재용 · 김종철 공저

나홀로 소액재판을 할 수 있도록 소장작성에서 판결까지의 실제 재판과정을 상세하게 수록하여 이 책 한 권이면 모든 것을 완벽하게 해결할 수 있다. 신국판 / 312쪽 / 9,500원

"술 한 잔 사겠다"는 말에서 찾아보는 채권 · 채무
변환철 지음

일반인들이 꼭 알아야 할 채권 · 채무에 관한 법률 사항을 빠짐없이 수록. 신국판 / 408쪽 / 13,000원

알기쉬운 부동산 세무 길라잡이
이건우 지음

부동산에 관련된 모든 세금을 알기 쉽게 단계별로 해설. 합리적이고 탈세가 아닌 적법한 절세법 제시.

신국판 / 400쪽 / 13,000원

알기쉬운 어음, 수표 길라잡이
변환철(변호사) 지음

어음, 수표의 발행에서부터 도난 또는 분실한 경우의 공시최고와 제권판결에 이르기까지 어음, 수표 관련 법률사항을 쉽고도 상세하게 압축해 놓은 생활법률서. 신국판 / 328쪽 / 11,000원

제조물책임법
강동근 · 윤종성 공저

제품의 설계, 제조, 표시상의 결함으로 소비자가 피해를 입었을 때 제조업자가 배상책임을 져야 하는 제조물책임 시대를 맞아 제조업자가 갖춰야 할 법률적 지식을 조목조목 설명해 놓은 법률서. 신국판 / 368쪽 / 13,000원

생활 법률

부동산 생활법률의 기본지식
대한법률연구회 지음 / 김원중 감수

부동산관련 기초지식과 분쟁해결을 위한 노하우, 테크닉을 제시하고 권두 특집으로 주택건설종합계획과 부동산 관련 정부 주요 시책을 소개하였다. 신국판 / 480쪽 / 12,000원

고소장 · 내용증명 생활법률의 기본지식
하태웅 지음

스스로 고소 · 고발장을 작성할 수 있도록 예문과 서식을 함께 소개. 또 민사소송에 대해서도 자세하게 설명.
신국판 / 440쪽 / 12,000원

노동 관련 생활법률의 기본지식
남동희 지음

4만 여 건 이상의 무료 상담을 계속하고 있는 저자의 상담 사례를 통해 문답식으로 풀어나가는 노동 관련 생활법률 해설의 최신 결정판. 신국판 / 528쪽 / 14,000원

외국인 근로자 생활법률의 기본지식
남동희 지음

외국인 연수협력단의 자문위원으로 오랜 시간 실무를 접했던 저자의 경험을 바탕으로 외국인 근로자의 체류자격 및 취업자격 등 법적 문제와 법률적 지위를 상세하게 다루었다.
신국판 / 400쪽 / 12,000원

계약작성 생활법률의 기본지식
이상도 지음

국민생활과 직결된 계약법의 기초를 이루는 핵심 기본지식을 간단명료한 해설 및 관련 계약서 작성 예문과 함께 제시.
신국판 / 560쪽 / 14,500원

지적재산 생활법률의 기본지식
이상도 · 조의제 공저

현대 산업사회에서 중요시되고 있는 특허, 실용신안, 의장, 상표, 저작권, 컴퓨터프로그램저작권 등 지적재산의 모든 것을 체계화하여 한 권으로 요약하였다. 신국판 / 496쪽 / 14,000원

부당노동행위와 부당해고 생활법률의 기본지식
박영수 지음

노사관계 핵심사항인 부당노동행위와 정리해고·징계해고를 중심으로 간단 명료한 해설과 더불어 대법원 판례, 노동위원회에 의한 구제절차, 소송절차 및 노동부 업무처리지침을 소개.
신국판 / 432쪽 / 14,000원

주택·상가임대차 생활법률의 기본지식
김운용 지음

전세입자들이 보증금 반환소송이나 민사소송, 경매절차까지의 기본적인 흐름을 알 수 있도록 인터넷을 통한 실제 법률 상담을 전격 수록. 신국판 / 480쪽 / 14,000원

하도급거래 생활법률의 기본지식
김진흥 지음

경제적 약자인 하도급업자를 위하여 하도급거래 관련 필수적인 법률사안들을 쉽게 해설함과 동시에 실무에 필요한 12가지 하도급표준계약서를 소개. 신국판 / 440쪽 / 14,000원

이혼소송과 재산분할 생활법률의 기본지식
박동섭 지음

이혼과 관련하여 해결해야 할 법률문제들을 저자의 실무경험을 바탕으로 명쾌하게 해설하였다. 아울러 약혼이나 사실혼파기로 인한 위자료문제도 함께 다루어 가정문제로 고민하는 사람들에게 길잡이가 되도록 하였다. 신국판 / 460쪽 / 14,000원

부동산등기 생활법률의 기본지식
정상태 지음

등기를 하지 않으면 어떤 위험이 따르고, 등기를 하면 어떤 효력이 생기는가! 등기신청은 어떻게 하며, 필요한 서류는 무엇이고, 등기종류에는 어떤 것들이 있는가 등 부동산등기 전반에 걸쳐 일반인이 꼭 알아야 할 법률상식을 간추려 간단, 명료하게 해설하였다. 신국판 / 456쪽 / 14,000원

기업경영 생활법률의 기본지식
안동섭 지음

사업을 구상하고 있는 사람이나 현재 경영하고 있는 사람 및 관리실무자에게 필요한 법률을 체계적으로 알려주고 관련 법률서식과 서식작성 예문도 함께 소개.
신국판 / 466쪽 / 14,000원

교통사고 생활법률의 기본지식
박정무·전병찬 공저

교통사고 당사자가 쉽게 응용할 수 있도록 단계별 해결책을 제시함과 동시에 사고유형별 Q&A를 통하여 상세한 법률자문 역할을 하였다. 신국판 / 480쪽 / 14,000원

소송서식 생활법률의 기본지식
김대환 지음

일상생활과 밀접한 소송서식을 중심으로 소장작성부터 판결을 받을 때까지 그 서식작성요령을 서식마다 항목별로 자세하게 설명하였다. 신국판 / 480쪽 / 14,000원

호적·가사소송 생활법률의 기본지식
정주수 지음

개명, 성·본 창설, 취적절차 및 법원의 허가 및 판결에 의한 호적정정절차, 친권·후견절차, 실종선고·부재선고절차에 상세한 해설과 함께 신고서식 작성요령과 구비할 서류 및 재판절차에 대하여 자세히 설명. 신국판 / 516쪽 / 14,000원

상속과 세금 생활법률의 기본지식
박동섭 지음

상속재산분할, 상속회복청구, 유류분반환청구, 상속세부과처분취소 등 상속관련 사건들을 해결하는 데 도움이 되도록 상속법과 상속세법을 상세하게 함께 수록.
신국판 / 480쪽 / 14,000원

담보·보증 생활법률의 기본지식
류창호 지음

살아가다 보면 담보를 제공하거나 보증을 서는 일이 비일비재하다. 이렇게 담보를 제공하거나 보증을 섰는데 문제가 생겼을 때의 해결방법을 법조항 설명과 함께 실례를 실어 알아 본다.
신국판 / 436쪽 / 14,000원

소비자보호 생활법률의 기본지식
김성천 지음

소비자의 권리 실현 보장 관련 법률 및 소비자 파산 문제를 상세한 해설·판례와 함께 모두 수록. 신국판 / 504쪽 / 15,000원

처 세

성공적인 삶을 추구하는 여성들에게 우먼파워
조안 커너·모이라 레이너 공저 / 지창영 옮김

사회의 여성을 향한 냉대와 편견의 벽을 깨뜨리고 성공적인 삶을 이루려는 여성들이 갖추어야 할 자세 및 삶의 이정표 제시!!
신국판 / 352쪽 / 8,800원

聽 이익이 되는 말 話 손해가 되는 말
우메시마 미요 지음 / 정성호 옮김

직장이나 집안에서 언제나 주고받는 일상의 화제를 모아 실음으로써 대화의 참의미를 깨닫고 비즈니스를 성공적으로 이끌기 위한 대화술을 키우는 방법 제시!! 신국판 / 304쪽 / 9,000원

성공하는 사람들의 화술테크닉
민영욱 지음

개인간의 사적인 대화에서부터 대중을 위한 공적인 강연에 이르기까지 어떻게 말하고 어떻게 스피치를 할 것인가에 관한 지침서. 신국판 / 320쪽 / 9,500원

부자들의 생활습관 가난한 사람들의 생활습관
다케우치 야스오 지음 / 홍영의 옮김

경제학의 발상을 기본으로 하여 사람들이 살아가면서 생활에서 생각해 볼 수 있는 이익을 보는 생활습관과 손해를 보는 생활습관을 수록, 독자 자신에게 맞는 생활습관의 기본 전략을 설계할 수 있도록 제시. 신국판 / 320쪽 / 9,800원

코끼리 귀를 당긴 원숭이-히딩크식 창의력을 배우자
강충인 지음

코끼리와 원숭이의 우화를 히딩크의 창조적 경영기법과 리더십에 대비하여 자기혁신, 기업혁신을 꾀하는 창의력 개발법을 제시. 신국판 / 208쪽 / 8,500원

성공하려면 유머와 위트로 무장하라
민영욱 지음

21세기에 들어 새로운 추세를 형성하고 있는 말 잘하기. 이러한 추세에 맞추어 현재 스피치 강사로 활약하고 있는 저자가 말을 잘하는 방법과 유머와 위트를 만들고 즐기는 방법을 제시한다. 신국판 / 292쪽 / 9,500원

등소평의 오뚝이전략
조창남 편저

중국 역사상 정치 · 경제 · 학문 등의 분야에서 최고 위치에 오른 리더들의 인재활용, 상황 극복법 등 처세 전략 · 전술을 통해 이 시대의 성공인으로 자리매김하는 해법 제시.
신국판 / 304쪽 / 9,500원

노무현 화술과 화법을 통한 이미지 변화
이현정 지음

현재 불교방송에서 활동하고 있는 이현정 아나운서의 화술 길라잡이서. 노무현 대통령의 독특한 화술과 화법을 통해 리더로서, 성공인으로서 갖추어야 할 화술 화법을 배우는 화술 실용서. 신국판 / 320쪽 / 10,000원

성공하는 사람들의 토론의 법칙
민영욱 지음

다양한 사람들의 다양한 욕구를 하나로 응집시키는 수단으로 등장하고 있는 토론에 관해 간단하고 쉽게 제시한 토론 길라잡이서. 신국판 / 280쪽 / 9,500원

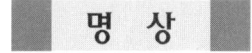

명상으로 얻는 깨달음
달라이 라마 지음 / 지창영 옮김

티베트의 정신적 지도자이자 실질적 지도자인 달라이 라마의 수많은 가르침 가운데 현대인에게 필요해지고 있는 인내에 대한 이야기. 국판 / 320쪽 / 9,000원

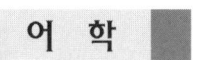

2진법 영어
이상도 지음

2진법 영어의 비결을 통해서 기존 영어학습 방법의 단점을 말끔히 해소시켜 주는 최초로 공개되는 고효율 영어학습 방법. 적은 시간을 투자하여 영어의 모든 것을 획기적으로 향상시킬 수 있는 비법을 제시한다. 4 · 6배판 변형 / 328쪽 / 13,000원

한 방으로 끝내는 영어
고제윤 지음

일상생활에서의 이야기를 바탕으로 하는 영어강의로 영어문법은 재미없고 지루하다고 생각하는 이 땅의 모든 사람들의 상식을 깨면서 학습 효과를 높이기 위한 공부방법을 제시하는 새로운 영어학습서. 신국판 / 316쪽 / 9,800원

한 방으로 끝내는 영단어
김승엽 지음 / 김수경 · 카렌다 감수

일상생활에서 우리가 무심코 던지는 영어 한마디가 당신의 영어수준을 드러낸다는 사실을 깨닫게 하는 영어 실용서. 풍부한 예문을 통해 참영어를 배우겠다는 사람, 무역업이나 관광 안내업에 종사하는 사람, 영어권 나라로 이민을 가려는 사람들에게 많은 도움을 줄 것이다. 4 · 6배판 변형 / 236쪽 / 9,800원

해도해도 안 되던 영어회화 하루에 30분씩 90일이면 끝낸다
Carrot Korea 편집부 지음

온라인과 오프라인을 넘나들면서 영어학습자들의 각광을 받고 있는 린다의 현지 생활 영어 수록. 교과서에서 배울 수 없었던 생생한 실생활 영어를 90일 학습으로 모두 끝낼 수 있다.
4 · 6배판 변형 / 260쪽 / 15,000원

바로 활용할 수 있는 기초생활영어
김수경 지음

다양한 상황에 대처할 수 있도록 인사나 감정 표현, 전화나 교통, 장소 및 기타 여러 사항에 관한 기초생활영어를 총망라.
신국판 / 240쪽 / 10,000원

바로 활용할 수 있는 비즈니스영어
김수경 지음

해외 출장시, 외국의 바이어 접견시 기본적으로 사용할 수 있는 상황별 센텐스를 수록하여 해외 출장 준비 및 외국 바이어 접견을 완벽하게 끝낼 수 있게 했다.
신국판 / 252쪽 / 10,000원

생존영어55
홍일록 지음

살아 있는 영어를 익힐 수 있는 기회 제공. 반드시 알아야 할 핵심 센텐스를 저자가 미국 현지에서 겪었던 황당한 사건들과 함께 수록, 재미도 느낄 수 있다. 신국판 / 224쪽 / 8,500원

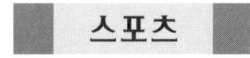

수열이의 브라질 축구 탐방 삼바 축구, 그들은 강하다
이수열 지음

축구에 대한 관심만으로 각 나라의 축구팀, 특히 브라질 축구팀에 애정을 가지고 브라질 축구팀의 전력 및 각 선수들의 장단점을 나름대로 분석하고 연구하여 자신의 의견을 피력하고 있는 축구 길라잡이서. 신국판 / 280쪽 / 8,500원

마라톤, 그 아름다운 도전을 향하여
빌 로저스 · 프리실라 웰치 · 조 헨더슨 공저 / 오인환 감수 / 지창영 옮김

마라톤에 입문하고자 하는 초보 주자들을 위한 마라톤 가이드서. 올바르게 달리는 법, 음식 조절법, 달리기 전 준비운동, 주자에게 맞는 프로그램 짜기, 부상 예방법을 상세하게 설명하고 있다. 4 · 6배판 / 320쪽 / 15,000원

레포츠

퍼팅 메커닉
이근택 지음

감각에 의존하는 기존 방식의 퍼팅은 이제 그만!!
저자 특유의 과학적 이론을 신체근육 운동학에 접목시켜 몸의
무리를 최소한으로 덜고 최대한의 정확성과 거리감을 갖게 하
는 새로운 퍼팅 메커닉 북. 4 · 6배판 변형 / 192쪽 / 18,000원

아마골프 가이드
정영호 지음

골프를 처음 시작하는 모든 아마추어 골퍼를 위해 보다 쉽고
빠르게 이해할 수 있도록 내용이 구성된 아마골프 레슨 프로그
램서. 4 · 6배판 변형 / 216쪽 / 12,000원

인라인스케이팅 100%즐기기
임미숙 지음

레저 문화에 새로운 강자로 자리매김하고 있는 인라인 스케이
팅을 안전하고 재미있게 즐길 수 있도록 알려주는 인라인 스케
이팅 지침서. 각단계별 동작을 한눈에 알아볼 수 있도록 세부
동작별 일러스트 수록. 4 · 6배판 변형 / 172쪽 / 11,000원

배스낚시 테크닉
이종건 지음

현재 한국배스스쿨에서 강사로 활약하고 있는 아마추어 배스
낚시꾼이 중급 수준의 배스 낚시꾼들이 자신의 실력을 한 단계
업그레이드 시킬 수 있도록 루어의 활용, 응용법 등을 상세하
게 해설. 4 · 6배판 변형 / 440쪽 / 20,000원

나도 디지털 전문가 될 수 있다!!!
이승훈 지음

깜찍한 디자인과 간편하게 휴대할 수 있다는 장점 때문에 새로
운 생활필수품으로 자리를 잡아가고 있는 디카 · 디캠을 짧은
시간 안에 쉽게 배울 수 있도록 해놓은 초보자를 위한 디카 ·
디캠길라잡이서. 4 · 6배판 / 320쪽 / 19,200원

알기 쉬운
아토피 119

2003년 9월 5일 제1판 1쇄 발행

지은이/이승규 · 임승엽 · 김문호 · 안유일
펴낸이/강선희
펴낸곳/가림출판사

등록/1992. 10. 6. 제4-191호
주소/서울시 광진구 구의동 57-71 부원빌딩 4층
대표전화/458-6451 팩스/458-6450
홈페이지 http://www.galim.co.kr
e-mail galim@galim.co.kr

값 9,500원

ISBN 89-7895-144-9 13510